2020 年度
药品审评报告

2020 China Drug Review Annual Report

国家药品监督管理局药品审评中心　编

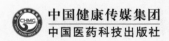

中国健康传媒集团

中国医药科技出版社

图书在版编目（CIP）数据

2020 年度药品审评报告 / 国家药品监督管理局药品审评中心编 . — 北京：中国医药科技出版社，2022.10

ISBN 978-7-5214-3456-9

Ⅰ . ① 2… Ⅱ . ①国… Ⅲ . ①药品管理—研究报告—中国— 2020 Ⅳ . ① R954

中国版本图书馆 CIP 数据核字（2022）第 186096 号

责任编辑 吴思思
美术编辑 陈君杞
版式设计 也 在

出版 **中国健康传媒集团** | 中国医药科技出版社
地址 北京市海淀区文慧园北路甲 22 号
邮编 100082
电话 发行：010-62227427 邮购：010-62236938
网址 www.cmstp.com
规格 787 × 1092 mm $\frac{1}{16}$
印张 8 $\frac{1}{2}$
字数 112 千字
版次 2022 年 10 月第 1 版
印次 2022 年 10 月第 1 次印刷
印刷 三河市万龙印装有限公司
经销 全国各地新华书店
书号 ISBN 978-7-5214-3456-9
定价 **98.00 元**

获取新书信息、投稿、为图书纠错，请扫码联系我们。

编委会

前　言

　　2020 年是极不平凡的一年，面对突如其来的新冠肺炎疫情，国家药品监督管理局药品审评中心在国家药品监督管理局的坚强领导下，认真学习贯彻习近平总书记重要讲话和重要指示批示精神，闻令而动、尽锐出战，坚持人民至上、生命至上，超常规建立"早期介入、持续跟踪、主动服务、研审联动"全天候应急审评审批工作机制，加速推动新冠病毒疫苗和新冠肺炎治疗药物研发上市，充分发挥技术审评对疫情防控的科技支撑作用；主动服务于药监系统工作大局，紧紧围绕落实党中央、国务院审评审批制度改革、贯彻《药品管理法》《疫苗管理法》《药品注册管理办法》、推动审评体系和审评能力现代化，统筹推进疫情防控和依法依规科学审评工作，不断提高审评质量和效率，不断加快新药研发上市步伐，为疫情防控和满足临床急需提供有效药物保障、为医药产业高质量发展提供有力促进作用，保障了人民群众用药安全有效可及，药品审评事业得到新发展、迈上新台阶、开创新局面。

国家药品监督管理局药品审评中心

目　录

结 语

第一章
药品注册申请审评审批情况

一、总体完成情况

1. 全年审评审批完成情况

2020 年，根据《药品注册管理办法》（国家市场监督管理总局令第 27 号）、《国家药监局关于实施〈药品注册管理办法〉有关事宜的公告》（2020 年第 46 号，以下简称 46 号公告）及《药品注册管理办法》相关配套文件，国家药品监督管理局药品审评中心（以下简称药审中心）完成中药（包括民族药，下同）、化学药、生物制品各类注册申请审评审批共 11582 件（含器械组合产品 4 件，以受理号计，下同），较 2019 年增长 32.67%（如无说明，以注册申请件数计，下同）。其中，完成需技术审评的注册申请 8606 件（含 5674 件需药审中心技术审评和行政审批注册申请），较 2019 年增长 26.24%；完成直接行政审批（无需技术审评，下同）的注册申请 2972 件。2020 年底正在审评审批和等待审评审批的注册申请已由 2015 年 9 月高峰时的近 22000 件降至 4882 件（不含完成技术审评因申报资料缺陷等待申请人回复补充资料的注册申请）。

完成 8606 件需技术审评的药品注册申请中，中药注册申请 418 件，较 2019 年增长 39.33%；化学药注册申请 6778 件，较 2019 年增长 25.22%；生物制品注册申请 1410 件，较 2019 年增长 27.72%；化学药注册申请约占全部技术审评完成量的 78.76%。2016-2020 年中药、化学药、生物制品注册申请审评审批完成情况详见图 1。

2. 各类注册申请审评完成情况

药审中心完成需技术审评的 8606 件注册申请中，完成新药临床试验（IND）申请审评 1561 件，较 2019 年增长 55.94%；完成新药上市申请（NDA）审评 289 件，完成仿制药上市申请（ANDA）审评 1700 件；

图 1　2016-2020 年中药、化学药、生物制品注册申请审评审批完成情况

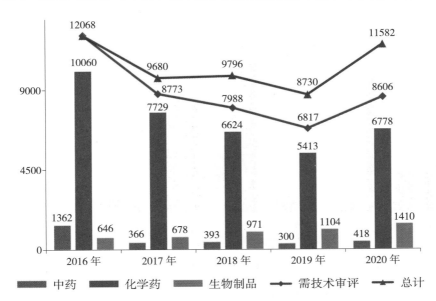

注：1. 完成总量中包含器械组合产品的注册申请，故注册申请完成总量大于中药、化学药、生物制品注册申请完成量之和。

2. 药审中心的直接行政审批工作自 2017 年开始，故 2016 年无直接行政审批的注册申请，2016 年的注册申请均需技术审评。

完成仿制药质量和疗效一致性评价（以下简称一致性评价）申请（以补充申请途径申报）1136 件，较 2019 年增长 103.22%；完成补充申请技术审评 3250 件，较 2019 年增长 24.19%。2016-2020 年各类注册申请审评完成情况详见图 2。

3. 审评通过情况

2020 年，药审中心审评通过批准 IND 申请 1435 件，较 2019 年增长 54.97%；审评通过 NDA 208 件，较 2019 年增长 26.83%；审评通过 ANDA 918 件；审评通过批准一致性评价申请 577 件，较 2019 年增长 121.92%。

药审中心审评通过创新药 NDA 20 个品种，审评通过境外生产原研药品 NDA 72 个品种（含新增适应症品种），2020 年药审中心审评通过

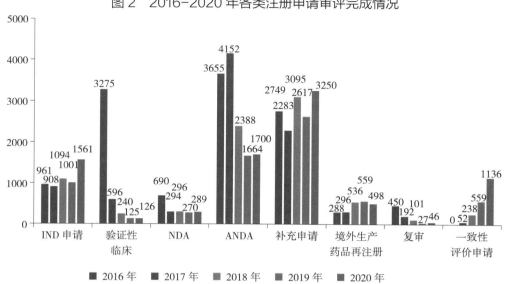

图 2　2016-2020 年各类注册申请审评完成情况

注：药审中心自 2017 年 8 月开始承担一致性评价工作。

的创新药、境外生产原研药详见附件 1、2。

4. 审结注册申请任务按时限完成情况

2020 年，药审中心持续优化审评流程，严格审评时限管理，加强项目督导，加快审评速度，整体审评任务和重点序列审评任务按时限完成率均取得显著提升。全年审结注册申请任务整体按时限完成率为 94.48%，其中临床急需境外已上市新药注册申请审结任务整体按时限完成率为 100%，按默示许可受理注册申请的审结任务整体按时限完成率为 99.87%，直接行政审批的注册申请 100% 在法定的 20 个工作日内完成，且审批平均用时 11.8 个工作日。各类注册申请任务按时限完成情况详见表 1。

2020 年的 NDA 年度整体按时限完成率已经有了很大的提升，例如：NDA 按时限完成率在 2020 年 12 月突破 80%，提升至 87.5%；ANDA 按时限完成率在 2020 年 12 月突破 90%，达到 93.85%；纳入优先审评程序的注册申请按时限完成率在 2020 年 10-12 月的月度按时限完成率连续达到 90% 以上，取得历史性突破。

表1 各类注册申请任务按时限完成情况

注册申请任务分类	审结任务整体按时限完成率
直接行政审批的注册申请	100%
临床急需境外已上市新药	100%
按照临床默示许可受理的注册申请	99.87%
境外生产药品再注册	97.99%
补充申请	96.94%
一致性评价申请	89.01%
ANDA	76.77%
优先审评	72.87%
NDA	55.50%
注册申请任务整体情况	94.48%

二、中药注册申请审评完成情况

1. 总体情况

2020 年，药审中心完成审评的中药注册申请 418 件。其中，完成 IND 申请 37 件，完成 NDA 8 件，完成 ANDA 3 件。2020 年中药各类注册申请的审评完成情况详见图 3。

2. 审评通过情况

药审中心审评通过批准中药 IND 申请 28 件，审评通过中药 NDA 4 件（连花清咳片、筋骨止痛凝胶、桑枝总生物碱片及桑枝总生物碱）。2020 年中药各类注册申请审评完成的具体情况详见表 2，2016-2020 年审评通过批准中药 IND 申请和审评通过中药 NDA 情况详见图 4。

图 3　2020 年中药各类注册申请的审评完成情况

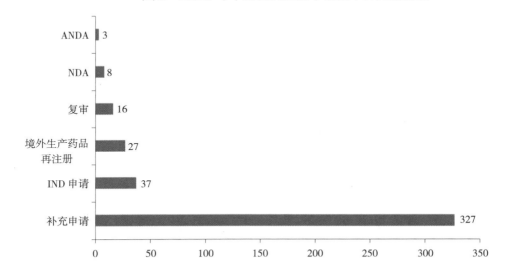

表2　2020年中药各类注册申请审评完成的具体情况

申请类型	完成审评情况			
	审评通过/批准 （含补充完善资料后通过）	建议不批准/ 不批准	其他	合计
IND 申请	28	5	4	37
NDA	4	0	4	8
ANDA	0	2	1	3
补充申请	220	42	65	327
境外生产药品再注册	17	6	4	27
复审	—			16
总计	—			418

注："其他"是指申请人主动申请撤回的注册申请、完成审评等待申请人补充完善申报资料的
　　注册申请等，表3、表4同。

图 4 2016-2020 年审评通过批准中药 IND 申请和审评通过中药 NDA 情况

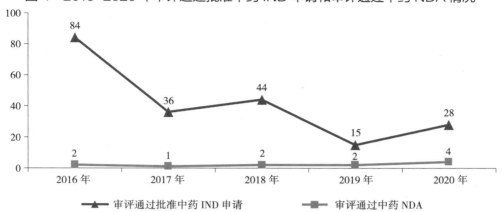

药审中心审评通过批准的中药 IND 申请 28 件，涉及 10 个适应症领域。其中，呼吸 7 件、骨科 4 件、消化 4 件，共占 53.57%，2020 年审评通过批准的中药 IND 申请适应症分布详见图 5。

图 5 2020 年审评通过批准的中药 IND 申请适应症分布

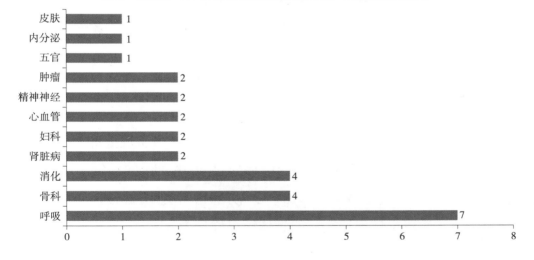

三、化学药注册申请审评完成情况

1. 总体情况

2020 年，药审中心完成审评的化学药注册申请 6778 件。其中，完成化学药临床申请（IND 申请和验证性临床）共 1086 件，较 2019 年增长 45.58%；完成化学药 NDA 163 件；完成化学药 ANDA 1697 件；完成一致性评价申请 1136 件，较 2019 年增长 103.22%；完成化学药补充申请 2248 件，较 2019 年增长 23.72%。2020 年化学药各类注册申请的审评完成情况详见图 6。

图 6　2020 年化学药各类注册申请的审评完成情况

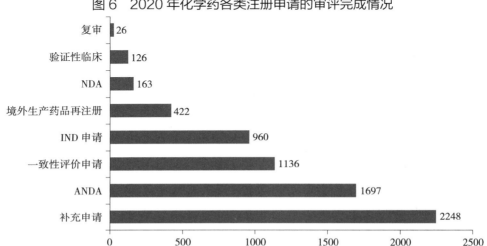

2. 审评通过情况

药审中心完成审评的化学药注册申请中，审评通过批准 IND 申请 907 件，较 2019 年增长 51.42%；审评通过 NDA 115 件，较 2019 年增长 30.68%；审评通过 ANDA 918 件，较 2019 年增长 15.33%。2020 年化学药各类注册申请审评完成的具体情况详见表 3。

药审中心完成审评的化学药 IND 申请 960 件，审评通过批准 IND 申请 907 件。其中，1 类创新化学药 IND 申请 694 件（298 个品种），较 2019 年增长 40.77%，品种数较 2019 年增长 57.67%。2016-2020 年审评通过批准化学药 IND 申请、1 类创新化学药 IND 申请情况详见图 7。

表3　2020年化学药各类注册申请审评完成的具体情况

申请类型	完成审评情况			
	审评通过/批准 （含补充完善资料后通过）	建议不批准/ 不批准	其他	合计
IND 申请	907	39	14	960
验证性临床	108	11	7	126
NDA	115	3	45	163
ANDA	918	32	747	1697
补充申请	1732	126	390	2248
境外生产药品再注册	380	17	25	422
一致性评价申请	577	12	547	1136
复审	—			26
总计	—			6778

图 7　2016-2020 年审评通过批准化学药 IND 申请、1 类创新化学药 IND 申请情况

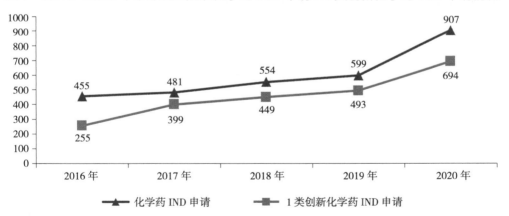

药审中心审评通过批准 IND 申请的 694 件 1 类创新化学药中，抗肿瘤药物、抗感染药物、循环系统疾病药物、内分泌系统药物、消化系统疾病药物和风湿性疾病及免疫药物较多，占全部创新药临床试验批准数量的 80.69%。2020 年审评通过批准的 1 类创新化学药 IND 申请适应症分布详见图 8。

图 8 2020 年审评通过批准的 1 类创新化学药 IND 申请适应症分布

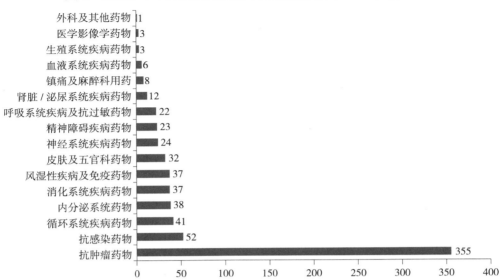

药审中心完成审评的化学药 NDA 共 163 件。其中，审评通过化药 NDA 115 件，审评通过 1 类创新化学药 NDA 14 个品种。2016-2020 年审评通过化学药 NDA 情况详见图 9。

图 9 2016-2020 年审评通过化学药 NDA 情况

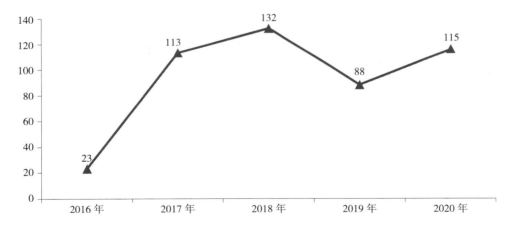

药审中心完成审评的一致性评价申请共 1136 件，审评通过 577 件。其中，审评通过批准口服固体制剂一致性评价 456 件，审评通过批准注射剂一致性评价申请 121 件，2020 年审评通过一致性评价的品种详见附件 3。2017-2020 年审评通过批准的一致性评价申请情况详见图 10。

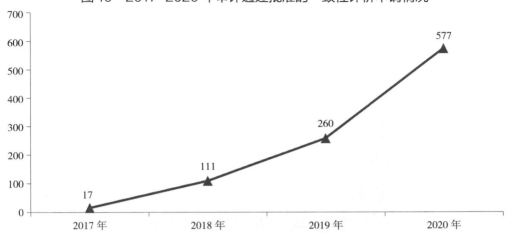

图10 2017-2020年审评通过批准的一致性评价申请情况

四、生物制品注册申请审评完成情况

1. 总体情况

2020年，药审中心完成审评的生物制品注册申请共1410件。其中，完成预防用生物制品IND申请（预防用IND申请）27件，完成治疗用生物制品IND申请（治疗用IND申请）537件，较2019年增长58.88%；完成预防用生物制品NDA（预防用NDA）9件，完成治疗用生物制品NDA（治疗用NDA）108件，完成体外诊断试剂NDA（体外诊断NDA）1件。2020年生物制品各类注册申请的审评完成情况详见图11。

2. 审评通过情况

药审中心审评通过批准生物制品IND申请500件，较2019年增长60.26%。其中，预防用IND申请19件；治疗用IND申请481件，较2019年增长63.61%。审评通过生物制品NDA 89件，较2019年增长20.27%。其中，预防用NDA 7件；治疗用NDA 81件（制剂77件），

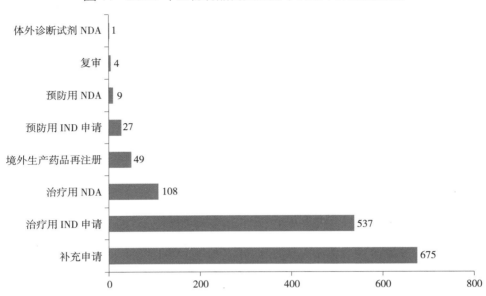

图 11　2020 年生物制品各类注册申请的审评完成情况

较 2019 年增长 19.12%；体外诊断 NDA 1 件。2020 年生物制品各类注册申请审评完成的具体情况详见表 4，2016-2020 年审评通过批准生物制品 IND 申请和审评通过生物制品 NDA 情况详见图 12。

表4　2020年生物制品各类注册申请审评完成的具体情况

申请类型	完成审评情况			
	审评通过/批准 （含补充完善资料后通过）	建议不批准/ 不批准	其他	合计
预防用 IND 申请	19	4	4	27
治疗用 IND 申请	481	45	11	537
预防用 NDA	7	0	2	9
治疗用 NDA	81	1	26	108
体外诊断试剂 NDA	1	0	0	1
补充申请	551	22	102	675
境外生产药品再注册	45	0	4	49
复审	—			4
总计	—			1410

图12 2016-2020 年审评通过批准生物制品 IND 申请和审评通过生物制品 NDA 情况

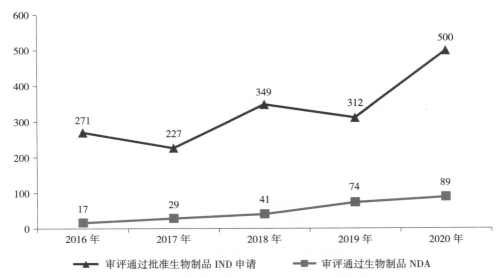

药审中心审评通过批准生物制品 IND 申请 500 件，2020 年审评通过批准的生物制品 IND 申请适应症分布详见图 13。药审中心审评通过生物制品 NDA 89 件，2020 年审评通过的生物制品 NDA 适应症分布详见图 14。

图13 2020 年审评通过批准的生物制品 IND 申请适应症分布

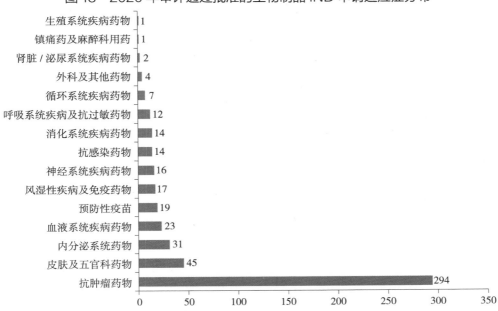

注：预防性疫苗、体外诊断试剂作为大类进行统计，未细分适应症，图14同。

图 14　2020 年审评通过的生物制品 NDA 适应症分布

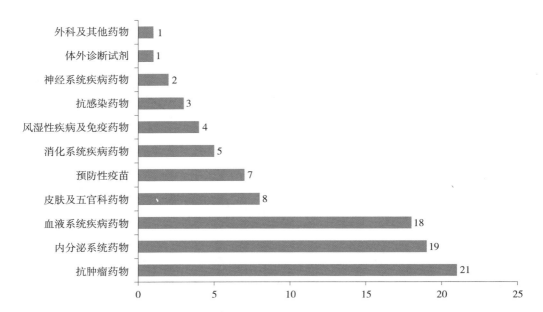

五、行政审批注册申请完成情况

1. 总体情况

2020 年，药审中心完成中药、化学药、生物制品各类注册申请行政审批共 8646 件，较 2019 年增长 44.51%。其中，完成审评审批的注册申请（临床试验申请、一致性评价申请、补充申请、境外生产药品再注册及复审）5674 件，较 2019 年增长 39.24%；完成直接行政审批的注册申请（无需技术审评的补充申请、临时进口申请）2972 件，较 2019 年增长 55.77%。2020 年中药、化学药、生物制品各类注册申请行政审批完成情况详见表 5。2018-2020 年行政审批注册申请完成情况详见图 15。

表5 2020年中药、化学药、生物制品各类注册申请行政审批完成情况

完成量		中药	化学药	生物制品	总计
需审评审批的注册申请完成数量	临床试验申请（含验证性临床）	37	1085	564	1686
	一致性评价申请	0	623	0	623
	补充申请	290	1955	615	2860
	境外生产药品再注册	23	406	49	478
	复审	7	17	3	27
直接行政审批的注册申请完成数量	无需技术审评的补充申请	141	2048	348	2537
	临时进口申请	12	363	60	435
总计		510	6497	1639	8646

注：1. 根据《药品注册管理办法》，行政审批决定应当在二十日内作出，技术审评与行政审批在时间上有先后顺序。

2. 行政审批注册申请中不包含因申请人主动撤回等情形的注册申请。

3. 该表以受理号统计。

图15 2018-2020年行政审批注册申请完成情况

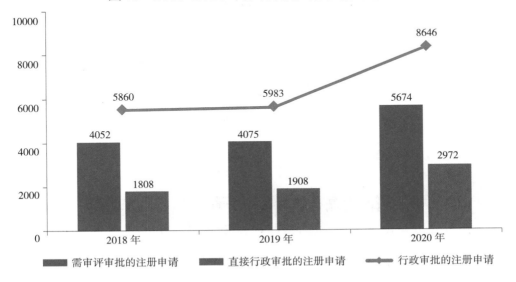

2. 需审评审批的注册申请完成情况

药审中心完成的需审评审批的 5674 件注册申请中，临床试验申请 1686 件（含验证性临床），较 2019 年增长 50.00%；一致性评价申请 623 件，较 2019 年增长 80.58%；补充申请 2860 件，较 2019 年增长 34.46%；境外生产药品再注册 478 件、复审 27 件。

3. 直接行政审批的注册申请完成情况

药审中心完成直接行政审批的 2972 件注册申请中，按注册申请类型划分，补充申请 2537 件、临时进口申请 435 件。按药品类型划分，中药 153 件、化学药 2411 件、生物制品 408 件。

六、注册申请不批准的主要原因及存在的问题

2020 年，中药、化学药、生物制品各类药品注册申请因申报资料无法证明药品安全性、有效性或者质量可控性，以及未能按期提交补充资料等情形，导致审评结论为建议不批准的共 367 件。通过系统梳理上述注册申请不批准原因，从新药、仿制药等不同注册分类角度分析药品注册申请在研发和申报过程中存在的主要问题包括：

1. 新药申请

IND 申请和研发中存在的问题主要有：正式申报前未开展沟通交流；开发立题依据不足，成药性存在严重缺陷；申报资料不足以支持开展药物临床试验或者不能保障临床受试者安全。具体表现包括：未沟通交流致使申报后发现研究信息严重缺项，无法在时限内完成补充研究；已有的研究结果提示药效作用弱，毒性大，临床获益和风险比值不合

理；临床开发定位违背临床诊疗、用药的基本原则；已有的药学、临床前研究不符合临床试验要求；临床试验方案整体设计严重缺陷，风险控制措施不足；联合用药的非临床研究数据不充分；联合疫苗中单苗的数据不充分和 / 或免疫程序不一致。

NDA 研发和申报中存在的问题主要有：研究质量控制和管理存在缺陷，导致已有的研究结果不能证明药品安全性、有效性和质量可控性；违反合规性要求。具体表现包括：关键临床研究设计存在重大缺陷，无法得出客观、有力的有效性、安全性证据；药学研究存在严重缺陷，无法证明产品的质量可控性；各开发阶段的研究受试样品不一致；注册核查中发现临床试验数据存在真实性问题。

2. 仿制药申请

仿制药一致性评价申请和上市申请中存在的问题主要有：仿制药研发立题不合理；申报资料无法证明仿制药与参比制剂（被仿制药品）的质量一致性。具体表现包括：仿制药的参比制剂已撤市，且已有更新换代安全性更好的产品满足临床需求；样品复核检验不符合规定或分析方法存在严重缺陷；人体生物等效性试验结果表明不等效；样品稳定性研究结果、原料药起始物料选择等不符合仿制药上市技术要求；仿制药未按规定使用具有合法来源的原料药。

3. 补充申请

补充申请研究和申报中存在的问题主要有：申请资料未能充分说明变更的科学性和合理性，不足以支持变更事项；已有的研究结果不能保证变更后产品的安全性、有效性和质量可控性。具体表现包括：变更引起药用物质基础发生重大改变；药品说明书修改申请不符合说明书撰写的技术要求；用于支持变更的文献资料存在偏倚，或者临床安全性和有效性数据不充分。

4. 其他

其他药品注册申请在研发和申报中存在的问题主要有：生物类似药开发缺少相似性比较数据，药学比对研究中参照药选择存在缺陷；生物类似药临床前研究结果不足以支持其开展临床试验；天然药物的研究资料不符合国际多中心临床试验或我国天然药物评价基本技术要求。

七、药品加快上市注册程序情况

创新是推动药品高质量发展的力量源泉，《药品注册管理办法》结合我国医药产业发展和临床需求实际，参考国际经验，设立了特别审批、突破性治疗药物、附条件批准、优先审评审批四个药品加快上市程序。《国家药监局关于发布〈突破性治疗药物审评工作程序（试行）〉等三个文件的公告》（2020 年第 82 号），明确了加快通道的适用范围、适用条件、工作程序和政策支持等，既能显著提高相关程序执行过程中的可操作性，鼓励药物研制和创新，又能在全球抗击疫情的大背景下，依法依规对疫情防控所需药物实行特别审批，对于加快临床急需、临床价值突出、公共卫生急需等药物的上市具有重要推动作用。2020 年已批准上市药品纳入加快上市程序情况详见附件 4。

1. 特别审批药物情况

在发生突发公共卫生事件的威胁时以及突发公共卫生事件发生后，国家药品监督管理局（以下简称国家药监局）可依法决定对突发公共卫生事件应急所需防治药品实行特别审批。纳入实施特别审批程序的药物，国家药监局按照统一指挥、早期介入、快速高效、科学审批的原则，组织加快并同步开展药品注册受理、审评、核查、检验工作，并根据疾病防控的特定需要，限定其在一定的期限和范围内使用。

2020 年新冠肺炎疫情在全球范围内不断蔓延，人民群众的生命安全受到严重威胁，药审中心闻令而动，第一时间科学、高效推进特别审评工作，按程序将 59 件中药、化学药、生物制品注册申请纳入特别审批程序并完成技术审评。建议附条件批准上市 1 件，为新型冠状病毒灭活疫苗（Vero 细胞）；建议批准临床试验申请 53 件，其中 5 件已进入 Ⅲ 期临床试验，批准化湿败毒颗粒、清肺排毒颗粒的临床试验申请；批准连花清瘟胶囊 / 颗粒、金花清感颗粒及血必净注射液等 5 件增加适应症的补充申请，加速了新冠病毒疫苗和新冠肺炎治疗药物的上市进程，初步满足了新冠肺炎疫情防控的需要。

2. 突破性治疗药物情况

突破性治疗药物指的是用于防治严重危及生命或者严重影响生存质量的疾病，且尚无有效防治手段或者与现有治疗手段相比有足够证据表明具有明显临床优势的创新药或者改良型新药等，申请人可在 Ⅰ、Ⅱ 期临床试验阶段申请适用突破性治疗药物程序。根据《突破性治疗药物审评工作程序（试行）》，纳入到"突破性治疗"审评通道的药物，药审中心一是会优先处理相关沟通交流，加强指导并促进药物研发进程；二是在申报上市环节，该药物可适用优先审评审批程序，审评时限进一步缩短；三是上市申请阶段，药审中心会滚动接收其申报资料，并优先安排其核查、检验等，可大大缩减新药从研发到上市的时间。2020 年药审中心收到 147 件突破性治疗药物申请。经综合评估、公示，已将 24 件突破性治疗药物申请（21 个品种）纳入突破性治疗药物程序，2020 年临床试验阶段纳入突破性治疗通道的药物情况详见附件 5。

3. 附条件批准药物情况

附条件批准上市，目的在于缩短药物临床试验的研发时间，使其尽早应用于无法继续等待的危重疾病或公共卫生方面急需的患者。药物有效性评价的指标为临床终点，符合附条件批准上市情形的药物，可使用替代终点、中间临床终点或早期临床试验数据来反映药物的有效性，当这些数据能够提示药品的获益大于风险时候，即可申请附条件批准上市。

对于若不尽早进行治疗则会在数月或者更短时间内导致死亡的疾病患者来说，附条件批准上市的药物，使得这些无法继续等待的患者能够延续生命、提高生存质量，消除重大突发公共卫生事件对于人民生命安全的威胁。2020 年药审中心审评通过的新药上市申请中，共有 15 件注册申请经附条件批准后上市，覆盖了新型冠状病毒感染引起的疾病、非小细胞肺癌、卵巢癌等适应症。

4. 优先审评药物情况

（1）优先审评品种纳入情况

《药品注册管理办法》对优先审评审批程序的调整，是在多年实践经验基础上的优化，一是适用范围更多地向具有明显临床价值、临床急需和临床优势的药物聚焦，致力于将更多的临床价值显著、临床急需的短缺药品、防治重大传染病、罕见病、儿童用药、纳入突破性治疗程序、符合附条件批准的药品等纳入优先审评程序；二是审评时限的加速，药品上市许可申请的审评时限一般为 200 个工作日，与完整的申报路径相比，优先审评审批程序的审评时限缩短至 130 个工作日，其中临床急需境外已上市罕见病用药优先审评审批程序的审评时限为 70 个工作日。药审中心通过优化审评资源配置，在高标准完成技术审评的前提下，力争按时限完成审评，推动纳入优先审评审批程序中的品种尽快获批上市。

根据《药品注册管理办法》、46 号公告、《食品药品监管总局关于鼓励药品创新实行优先审评审批的意见》（食药监药化管〔2017〕126 号，以下简称 126 号文件），2020 年药审中心将 219 件（按通用名计 127 个品种）注册申请纳入优先审评审批程序。其中，144 件注册申请按照 126 号文件规定的范围纳入优先审评审批程序，75 件按照《药品注册管理办法》规定的范围纳入优先审评审批程序，包括 42 件儿童用药和罕见病用药。2016-2020 年纳入优先审评审批程序的各类注册申请情况详见表 6 和表 7。

表6 2016-2019年纳入优先审评审批程序的各类注册申请情况

纳入优先审评审批程序的注册申请情况	2016年		2017年		2018年		2019年	
	任务	比重	任务	比重	任务	比重	任务	比重
具有明显临床价值的新药	85	44.0%	106	46.1%	72	23.0%	86	34.0%
同步申报	19	9.8%	36	16.0%	86	27.5%	71	28.1%
罕见病	8	4.1%	11	5.0%	28	8.9%	28	11.1%
儿童用药	17	9.0%	30	13.0%	35	11.2%	24	9.5%
按与原研药质量和疗效一致的标准完善后重新申报	—	—	10	4.0%	52	16.6%	20	7.9%
重大专项	—	—	—	—	15	4.8%	19	7.5%
专利到期	16	8.0%	18	8.0%	25	8.0%	4	1.6%
临床急需、市场短缺	5	3.0%	12	5.0%	—	—	1	0.4%
首仿	43	22.0%	7	3.0%				
总计	193	100%	230	100%	313	100%	253	100%

注：1. 该表以受理号统计，表 7 同。

2. 优先审评审批工作自 2016 年开始。

3. 该表中注册申请纳入优先审评审批程序的依据为《食品药品监管总局关于解决药品注册申请积压实行优先审评审批的意见》（食药监药化管〔2016〕19 号）、126 号文件、46 号公告。

4. 比重 = 当年各类任务 / 任务总量，表 7 同。

表7　2020年纳入优先审评审批程序的各类注册申请情况

《药品注册管理办法》发布前纳入范围	任务	比重	《药品注册管理办法》发布后纳入范围	任务	比重
具有明显临床价值的新药	29	20.1%	临床急需的短缺药品、防治重大传染病和罕见病等疾病的创新药和改良型新药	14	18.7%
同步申报	64	44.4%	符合儿童生理特征的儿童用药品新品种、剂型和规格	7	9.3%
艾滋病	4	2.8%	疾病预防、控制急需的疫苗和创新疫苗	4	5.3%
罕见病	21	14.6%	纳入突破性治疗药物程序的药品	—	—
儿童用药	14	9.7%	符合附条件批准的药品	27	36.0%
按与原研药质量和疗效一致的标准完善后重新申报	6	4.2%	国家药监局规定其他优先审评审批的情形	23	30.7%
重大专项	1	0.7%	—	—	—
专利到期	3	2.1%	—	—	—
临床急需、市场短缺	2	1.4%	—	—	—
首仿	—	—	—	—	—
总计	144	100%	总计	75	100%

按此前优先审评范围纳入的注册申请中，同步申报占比多达44%（64/144），具有明显临床价值的新药占比为20%，按与原研药质量和疗效一致的标准完善后重新申报品种占比则由7.9%降至4.2%。

按照《药品注册管理办法》优先审评范围纳入的注册申请中，符合附条件批准的药品占比为36%（27/75），创新药和儿童用药占比28%（21/75），优先审评资源已向具有明显临床价值的创新、急需药物倾斜。

（2）优先审评品种完成情况

2020年有217件注册申请（按通用名计121个品种）通过优先审评程序建议批准上市（含已上市药品新增适应症），审评通过件数较2019年增长51.7%，例如：我国自主研发的1类创新药甲磺酸阿美替尼片、泽布替尼胶囊、奥布替尼片等，治疗罕见病法布雷病阿加糖酶α

注射用浓溶液,用于配合饮食控制及运动治疗 2 型糖尿病的中药新药桑枝总生物碱片、间变性淋巴瘤激酶抑制剂盐酸恩沙替尼胶囊、成人复发型多发性硬化治疗药物西尼莫德片等。2016-2020 年优先审评通过的品种情况详见表 8。

表8 2016-2020年优先审评通过的品种情况

优先审评通过的品种	2016年		2017年		2018年		2019年		2020年	
	品种	比重	品种	比重	品种	比重	品种	比重	品种	比重
具有明显临床价值的新药	1	14.3%	33	66.0%	39	47.0%	40	48.8%	36	30%
同步申报	—		4	8.0%	14	16.9%	7	8.5%	30	25%
艾滋病	—		—		—		—		3	2%
罕见病	—		—		3	3.6%	6	7.3%	11	9%
儿童用药	4	57.1%	1	2.0%	9	10.8%	7	8.5%	8	7%
按与原研药质量和疗效一致的标准完善后重新申报	—		—		5	6.0%	8	9.8%	20	17%
重大专项	—		—		—		5	6.1%	9	7%
专利到期	1	14.3%	2	4.0%	4	4.8%	7	8.5%	4	3%
临床急需、市场短缺	—		2	4.0%	3	3.6%	—		—	
首仿	1	14.3%	8	16.0%	6	7.2%	2	2.4%	—	
总计	7	100%	50	100%	83	100%	82	100%	121	100%

注:1. 该表以品种数统计。

2. 2016-2019 年治疗艾滋病的药物均被纳入"具有明显临床价值的新药"的分类中进行统计。

八、药品注册现场核查相关情况

1. 总体情况

药审中心积极落实《药品注册管理办法》,转变药品注册核查理念,将注册现场核查启动工作模式由基于审评需要调整为基于风险启动，并联开展技术审评与注册现场核查工作；对于自 2020 年 7 月 1 日起受理的注册申请，在受理后 40 个工作日内决定是否启动相应注册现场核查任务。为便于申请人及时获知注册现场核查启动相关信息，完善药审中心网站申请人之窗栏目，开通递交注册现场核查用生产工艺与质量标准通道和查收注册现场核查电子通知函的功能。

2. 注册现场核查具体情况

2020 年，药审中心基于品种因素和研发生产主体合规因素风险启动注册现场核查任务 1235 个。其中，药学现场核查任务 792 个，临床试验数据核查任务 439 个，药理毒理研究核查任务 4 个。

药审中心接收核查报告 818 份。其中，药学现场核查报告 449 份，临床试验数据核查报告 363 份，药理毒理研究核查报告 6 份。

九、沟通交流情况

1. 总体情况

2020 年，药审中心在落实疫情防控要求的同时，尽量满足申请人的需要，全力保障各类沟通交流畅通。在推动新冠病毒疫苗和新冠肺炎治疗药物的研发方面，为 79 个新冠病毒疫苗，中医药、中和抗体（27 个）等新冠肺炎治疗药物，组织申请人与药审中心审评团队之间的沟通交流 5600 余次，并针对新冠病毒疫苗、中和抗体等重点品种，单独设立了台账，动态跟进；在维护与申请人沟通桥梁方面，药审中心发布了《药物研发与技术审评沟通交流管理办法》《药审中心关于业务咨询服务联络方式的通知》，优化了电话咨询服务，每天有专人接听解答申请人咨询电话，根据咨询问题类型的不同设立了 8 个联系邮箱，及时解答处理申请人问题，不断提高沟通交流的质量和效率。

药审中心接收沟通交流会议申请 3229 件，较 2019 年增长 22.64%，办理沟通交流会议申请 2451 件，较 2019 年增长 31.00%。在网络平台接收一般性技术问题咨询 20285 个，较 2019 年增长 22.41%；接收电话咨询超过上万次，邮件咨询数千件，同时也面向社会提供现场咨询服务。2016-2020 年沟通交流申请和一般性技术问题咨询具体情况详见图 16。

图16　2016-2020 年沟通交流申请和一般性技术问题咨询具体情况

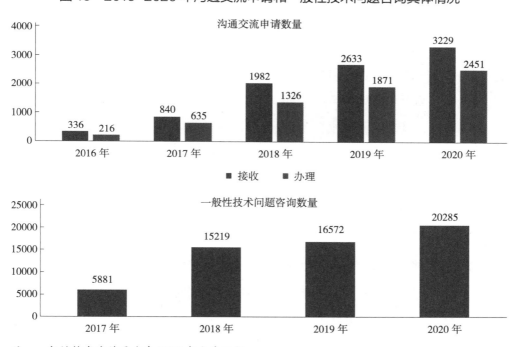

注：一般性技术咨询平台自 2017 年上线运行。

2. 沟通交流会议申请的完成情况

药审中心所接收的 3229 件沟通交流会议申请中，符合会议召开条件的，及时与申请人取得了联系，商议会议细节；无需召开会议的，以书面形式尽快回复了申请人。2020 年共办理了 2451 件沟通交流会议申请。在药物研发关键阶段召开的 II 类会议占比 76.42%，其中临床前

（Pre-IND）申请占比 37.49%。2020 年各类沟通交流会议申请及办理情况详见表 9。

表9 2020年各类沟通交流会议申请及办理情况

沟通交流会议申请类型		申请数量	申请占比	办理数量	办理占比
	Ⅰ 类会议	202	6.26%	138	5.63%
Ⅱ 类会议	临床前（Pre-IND）申请	1250	38.71%	919	37.49%
	临床（IND）申请	228	7.06%	171	6.98%
	完成 Ⅰ 期临床后（End of Phase Ⅰ）申请	231	7.15%	213	8.69%
	完成 Ⅱ 期临床后（End of Phase Ⅱ）申请	241	7.46%	188	7.67%
	生产前（Pre-NDA）申请	417	12.91%	324	13.22%
	生产（NDA）申请	71	2.20%	45	1.84%
	一致性评价品种	1	0.03%	3	0.12%
	复杂仿制药	17	0.53%	10	0.41%
	Ⅲ 类会议	571	17.68%	440	17.95%
	总计	3229	100%	2451	100%

注：2020 年办理的申请中，有部分为 2019 年提交的申请。

沟通交流会议的形式为电话会议、视频会议、面对面会议，共召开沟通交流会议 268 次，以书面形式回复两千余件。2018-2020 年各类沟通交流会议召开情况详见表 10。

表10 2018-2020年各类沟通交流会议召开情况

沟通交流会议申请类型		2018年		2019年		2020年	
		召开会议	占比	召开会议	占比	召开会议	占比
	Ⅰ 类会议	—	—	20	4.75%	26	9.70%
Ⅱ 类会议	临床前（Pre-IND）申请	120	37.27%	134	31.83%	77	28.73%
	临床（IND）申请	31	9.63%	33	7.84%	14	5.22%

续表

沟通交流会议申请类型		2018年		2019年		2020年	
		召开会议	占比	召开会议	占比	召开会议	占比
Ⅱ类会议	完成Ⅰ期临床后（End of Phase Ⅰ）申请	37	11.49%	33	7.84%	22	8.21%
	完成Ⅱ期临床后（End of Phase Ⅱ）申请	47	14.60%	42	9.98%	33	12.31%
	生产前（Pre-NDA）申请	87	27.02%	71	16.86%	47	17.54%
	生产（NDA）申请	—	—	6	1.43%	10	3.73%
	一致性评价品种	—	—	1	0.24%	0	0.00%
	复杂仿制药	—	—	2	0.48%	1	0.37%
Ⅲ类会议		—	—	79	18.76%	38	14.18%
合计		322	100%	421	100%	268	100%

3. 一般性技术问题答复情况

药审中心通过网上咨询平台共接收了 20285 个一般性技术问题的咨询。按照内容分类，问题主要集中于受理（4038 个）、原辅包（3952 个）等方面；按照药品分类，问题主要集中于化学药（11338 个）方面，其中化学药受理（2396 个）、化学药一致性评价（1258 个）。一般性技术问题答复具体情况详见表 11。

表11　一般性技术问题答复具体情况

咨询问题内容分类	原辅包	化学药物	生物制品	中药和天然药物	综合	合计
受理相关问题	315	2396	790	141	397	4038
原辅包相关问题	2764	1055	85	30	18	3952
技术审评相关问题 - 药学	47	1077	482	46	18	1670
一致性评价相关问题	10	1258	7	2	35	1312
技术审评相关问题 - 临床	0	824	335	59	37	1255
技术审评相关问题 - 合规	47	668	216	64	47	1042

续表

咨询问题内容分类	原辅包	化学药物	生物制品	中药和天然药物	综合	合计
发补资料相关问题	163	718	87	28	14	1010
指导原则相关问题	33	519	164	58	118	892
CDE 网站相关问题	225	151	29	4	52	461
技术审评相关问题 - 药理毒理	0	158	113	16	3	290
技术审评相关问题 - 统计 / 临床药理	0	111	34	4	3	152
其他事项	197	2331	607	175	381	3691
合计	3804	11338	3381	636	1125	20285

第二章
药品注册申请受理情况

一、总体情况

2020 年，根据 46 号公告、《国家药监局关于发布生物制品注册分类及申报资料要求的通告》（2020 年第 43 号）、《国家药监局关于发布化学药品注册分类及申报资料要求的通告》（2020 年第 44 号）、《国家药监局关于发布〈中药注册分类及申报资料要求〉的通告》（2020 年第 68 号）等，药审中心受理中药、化学药、生物制品各类注册申请共 10245 件（含药械组合产品 6 件），较 2019 年增长 26.76%。其中，需技术审评的注册申请 7147 件（含 5695 件需药审中心技术审评和行政审批的注册申请），较 2019 年增长 15.29%；直接行政审批的注册申请 3092 件，较 2019 年增长 64.64%。

受理的 10239 件药品注册申请中，化学药注册申请受理量为 7901 件，较 2019 年增长 22.02%，占 2020 年全部注册申请受理量的 77.17%。2016-2020 年各类注册申请受理情况详见图 17。

图 17　2016-2020 年各类注册申请受理情况

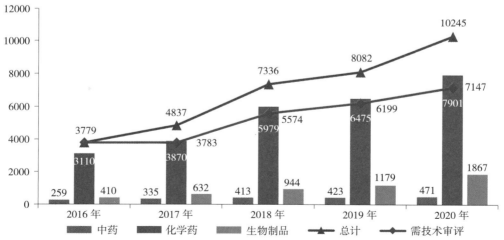

注：1. 2019-2020 年受理量中含药械组合产品的注册申请，故上图中 2019-2020 年受理注册申请总量大于中药、化学药、生物制品受理注册申请之和。

2. 药审中心的直接行政审批工作自 2017 年开始，故 2016 年无直接行政审批注册申请，所有受理注册申请均需技术审评。

2020 年受理的需技术审评的注册申请 7147 件中，中药注册申请 315 件，较 2019 年增长 22.57%；化学药注册申请为 5402 件，较 2019 年增长 9.42%，占全部需技术审评的注册申请受理量的 75.58%；生物制品注册申请 1430 件，较 2019 年增长 42.29%。2016-2020 年需技术审评的中药、化学药、生物制品各类注册申请受理情况详见图 18。

图18　2016-2020 年需技术审评的中药、化学药、生物制品各类注册申请受理情况

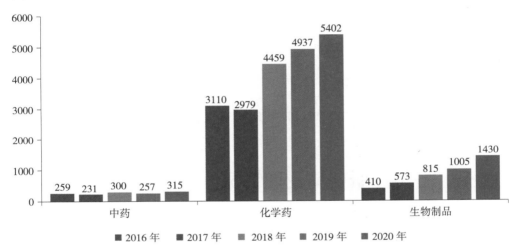

二、1 类创新药受理情况

2020 年，药审中心受理 1 类创新药注册申请共 1062 件（597 个品种），较 2019 年增长 51.71%。其中，受理 IND 申请 1008 件（559 个品种），较 2019 年增长 49.78%；受理 NDA 54 件（38 个品种），较 2019 年增长 100.00%。以药品类别统计，中药、化学药、生物制品 1 类创新药受理量分别为 14、752、296 件，中药、化学药、生物制品 1 类创新药受理情况详见表 12。以生产场地统计，境内生产药品 843 件，境外生产药品 219 件，境内、境外生产的 1 类创新药受理情况详见表 13。

表12　中药、化学药、生物制品1类创新药受理情况

	中药	化学药	生物制品	总计
IND 申请	9	721	278	1008
NDA	5	31	18	54
总计	14	752	296	1062

表13　境内、境外生产的1类创新药受理情况

	境内生产	境外生产	总计
IND 申请	794	214	1008
NDA	49	5	54
总计	843	219	1062

三、各类注册申请受理情况

1. 中药注册申请受理情况

2020 年，药审中心受理中药注册申请 471 件。其中，受理中药 IND 申请 22 件，受理中药 NDA 6 件，受理中药 ANDA 1 件。2020 年中药各类注册申请受理情况详见图 19。

图 19　2020 年中药各类注册申请受理情况

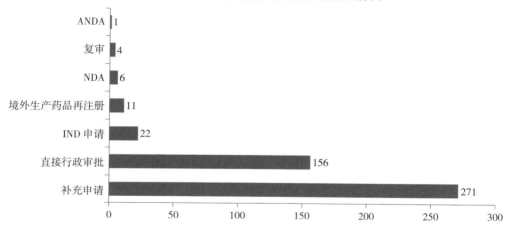

受理 1 类中药创新药注册申请 14 件。其中，受理 IND 申请 9 件（9 个品种），受理 NDA 5 件（5 个品种）。

2. 化学药注册申请受理情况

2020 年，药审中心受理化学药注册申请 7901。其中，受理化学药 IND 申请 946 件，较 2019 年增长 36.31%；受理化学药 NDA 191 件，较 2019 年增长 46.92%；受理 ANDA 1125 件，较 2019 年增长 7.45%；受理一致性评价申请 914 件，较 2019 年减少 11.95%。2020 年化学药各类注册申请受理情况详见图 20。2016-2020 年化学药各类注册申请受理情况详见图 21。

图 20 2020 年化学药各类注册申请受理情况

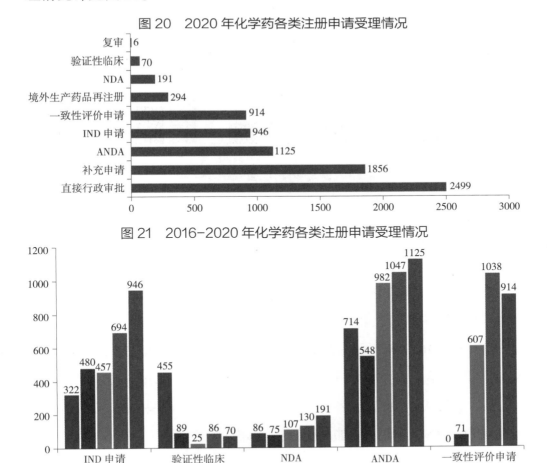

图 21 2016-2020 年化学药各类注册申请受理情况

药审中心受理 1 类创新化学药注册申请 752 件（360 个品种），较 2019 年增长 31.24%。其中，受理 IND 申请 721 件（339 个品种），较 2019 年增长 30.62%；受理 NDA 31 件（21 个品种），较 2019 年增长 47.62%。

药审中心受理化学药 5.1 类注册申请 160 件，较 2019 年增长 1.91%。其中受理临床试验申请（验证性临床）53 件，受理 NDA 107 件。

360 个品种的 1 类创新化学药注册申请中，境内生产化学药注册申请为 258 个品种，境外生产化学药注册申请为 102 个品种。2016-2020 年 1 类创新化学药注册申请受理情况详见图 22。

图 22　2016-2020 年 1 类创新化学药注册申请受理情况

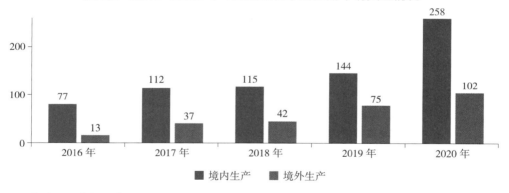

注：该图以品种数统计。

3. 生物制品注册申请受理情况

2020 年，药审中心受理生物制品注册申请 1867 件。其中，受理生物制品 IND 申请 580 件（预防用 IND 申请 25 件、治疗用 IND 申请 555 件），较 2019 年增长 87.10%；受理生物制品 NDA 126 件（预防用 NDA 7 件、治疗用 NDA 117 件、体外诊断试剂 2 件），较 2019 年增长 1.62%。2020 年生物制品各类注册申请受理情况详见图 23。2016-2020 年生物制品 IND 申请和 NDA 受理情况详见图 24。

图 23　2020 年生物制品各类注册申请受理情况

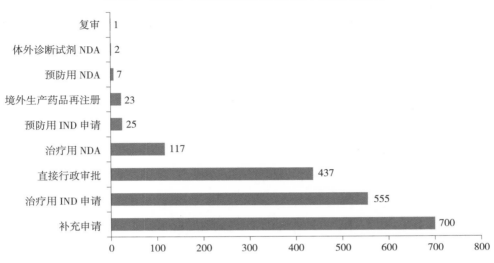

图 24　2016-2020 年生物制品 IND 申请和 NDA 受理情况

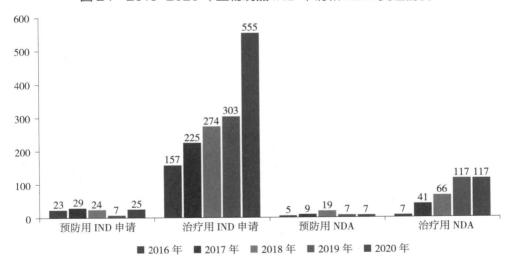

　　药审中心受理 1 类创新生物制品注册申请 296 件（223 个品种），较 2019 年增长 133.07%。其中，受理预防用生物制品 5 件，受理治疗用生物制品 291 件；受理生物制品 IND 申请 278 件（211 个品种），较 2019 年增长 129.75%；受理生物制品 NDA 18 件（12 个品种），较 2019 年增长 200.00%，1 类创新生物制品注册申请受理情况详见表 14。

表14 1类创新生物制品注册申请受理情况

	预防用生物制品	治疗用生物制品	总计
IND 申请	5	273	278
NDA	0	18	18
总计	5	291	296

4. 行政审批注册申请受理情况

（1）总体情况

2020 年，药审中心受理需中心行政审批的中药、化学药、生物制品各类注册申请 8787 件，较 2019 年增长 29.51%。其中，受理需审评审批的注册申请（临床试验申请、一致性评价申请、补充申请、境外生产药品再注册及复审）5695 件，较 2019 年增长 16.06%；受理直接行政审批的注册申请（无需技术审评的补充申请、临时进口申请）3092 件，较 2019 年增长 64.64%。2020 年行政审批注册申请受理情况详见表 15。2018-2020 年行政审批注册申请受理情况详见图 25。

表15 2020年行政审批注册申请受理情况

受理量		中药	化学药	生物制品	总计
需审评审批的注册申请受理数量	临床试验申请（含验证性临床）	22	1016	580	1618
	一致性评价申请	0	914	0	914
	补充申请	271	1856	700	2827
	境外生产药品再注册	11	294	23	328
	复审	3	5	0	8
直接行政审批的注册申请受理数量	无需技术审评的补充申请	144	2124	376	2644
	临时进口申请	12	375	61	448
总计		463	6584	1740	8787

图 25　2018-2020 年行政审批注册申请受理情况

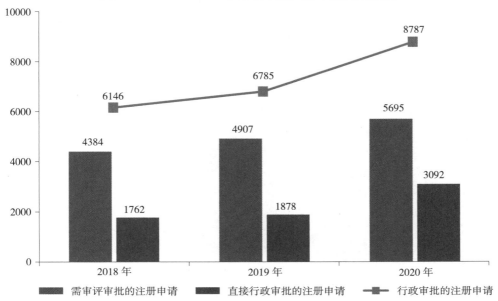

（2）需审评审批的注册申请受理情况

药审中心受理 5695 件需审评审批的注册申请中，临床试验申请 1618 件（含验证性临床）、一致性评价申请 914 件、补充申请 2827 件、境外生产药品再注册 328 件、复审 8 件。

（3）直接行政审批的注册申请受理情况

药审中心受理 3092 件直接行政审批的注册申请中，按申请类型划分，补充申请 2644 件、临时进口申请 448 件。按药品类型划分，中药 156 件、化学药 2499 件、生物制品 437 件。

第三章
重点治疗领域品种

新冠病毒疫苗和新冠肺炎治疗药物

1. 新型冠状病毒灭活疫苗（Vero 细胞），为国内首个附条件批准的新冠病毒疫苗，也是全球首个新冠病毒灭活疫苗。适用于 18 岁及以上人群预防由新型冠状病毒（SARS-CoV-2）感染引起的疾病。

2."三药"品种，为《新型冠状病毒肺炎诊疗方案(试行)》推荐药物，即连花清瘟颗粒/胶囊、金花清感颗粒和血必净注射液。连花清瘟颗粒/胶囊和金花清感颗粒新增适应症用于在新型冠状病毒肺炎的常规治疗中的轻型、普通型引起的发热、咳嗽、乏力，血必净注射液新增适应症用于新型冠状病毒肺炎重型、危重型的全身炎症反应综合征或 / 和多脏器功能衰竭，其获批上市充分发挥了中医药在疫情防控中的作用。

3. 注射用西维来司他钠，为中性粒细胞弹性蛋白酶选择性抑制剂，适用于改善伴有全身性炎症反应综合征的急性肺损伤 / 急性呼吸窘迫综合征（ALI/ARDS），是全球唯一用于 ALI/ARDS 的药物，其获批上市填补了我国 ALI/ARDS 药物治疗领域的空白，为我国呼吸系统危重症患者提供用药选择。

抗肿瘤药物

4. 甲磺酸阿美替尼片，为我国首个具有自主知识产权的第三代靶向表皮生长因子受体（EGFR）小分子酪氨酸激酶抑制剂（TKI）创新药物，适用于治疗既往经 EGFR-TKI 治疗时或治疗后出现疾病进展，并且经检测确认存在 EGFR T790M 突变阳性的局部晚期或转移性非小细胞肺癌。本品疗效突出，脑转移病灶控制良好，其获批上市将显著改善该疾病治疗药物的可及性。

5. 索凡替尼胶囊，为多靶点、抗血管生成口服小分子酪氨酸激酶抑制剂，是国内首个用于治疗无法手术切除的局部晚期或转移性、进展期非功能性、分化良好（G1、G2）的非胰腺来源的神经内分泌瘤的创新药物。本品疗效突出，显著降低了此类患者的疾病进展和死亡风险，其获批上市填补了该疾病治疗领域的空白。

6. 注射用维布妥昔单抗，为全球首个 CD30 靶点抗体偶联药物（ADC），也是国内首个用于恶性淋巴瘤患者的 ADC 药物，适用于治疗复发或难治性的系统性间变性大细胞淋巴瘤和经典型霍奇金淋巴瘤，本品获批上市为改善我国此类患者的长期生存提供了有效的治疗手段。

7. 注射用贝林妥欧单抗，为全球首个双特异性抗体（CD3 和 CD19 靶点）药物，也是我国首个用于肿瘤适应症的双特异性抗体药物，适用于治疗成人复发或难治性前体 B 细胞急性淋巴细胞白血病。对于化疗失败的复发或难治性急性淋巴细胞白血病患者，与标准化疗相比，本品可显著延长患者生存期，其获批上市为我国此类患者提供了更好的治疗手段。

8. 甲磺酸仑伐替尼胶囊，为多靶点、口服酪氨酸激酶抑制剂，是国内首个用于治疗进展性、局部晚期或转移性放射性碘难治性分化型甲状腺癌的小分子药物。本品疗效突出，其获批上市为我国此类患者提供了有效的治疗方案，填补了该治疗领域的空白。

抗感染药物

9. 盐酸可洛派韦胶囊，为非结构蛋白 5A（NS5A）抑制剂，是我国具有自主知识产权的广谱、直接抗丙肝病毒创新药物，适用于与索磷布韦联用治疗初治或干扰素经治的基因 1、2、3、6 型成人慢性丙型肝炎病毒感染，可合并或不合并代偿性肝硬化，本品获批上市为我国慢性丙肝患者提供了一种新的治疗选择。

10. 恩曲他滨替诺福韦片，增加适应症用于降低成人和青少年（体重至少在 35 kg 以上）通过高风险性行为获得 HIV-1 的风险，是国内首个用于暴露前预防 HIV 的药物。HIV 感染是重大公共卫生问题，本品获批上市对于控制 HIV 传播具有重大意义。

循环系统药物

11. 拉那利尤单抗注射液，为全人源化单克隆抗体（IgG1/K- 轻链），是我国首个用于 12 岁及以上患者预防遗传性血管性水肿（HAE）发作的药物。HAE 疾病反复发作，近半数患者可出现上呼吸道黏膜水肿引发窒息而危及生命，本品获批上市为我国 HAE 患者预防发作提供了安全有效的治疗手段。

12. 氯苯唑酸软胶囊，为转甲状腺素蛋白（TTR）稳定剂，适用于治疗转甲状腺素蛋白淀粉样变性心肌病，以减少心血管死亡及心血管相关住院。该疾病是一种致命性疾病，属罕见病，本品为我国首个针对该病病因治疗的药物，其获批上市为我国此类患者提供了新的治疗手段。

呼吸系统药物

13. 苯环喹溴铵鼻喷雾剂，为胆碱能受体拮抗剂，为我国首个具有自主知识产权用于变应性鼻炎的鼻用抗胆碱创新药物，适用于改善变应性鼻炎引起的流涕、鼻塞、鼻痒和喷嚏症状，本品其获批上市可为我国此类患者提供新的治疗选择。

14. 乙磺酸尼达尼布软胶囊，为小分子酪氨酸激酶抑制剂，具有抗纤维化作用，增加适应症用于治疗系统性硬化病相关间质性肺疾病

（SSc-ILD）和具有进行性表型的慢性纤维化性间质性肺疾病（PF-ILD）。目前可用于 SSc-ILD 和 PF-ILD 的有效治疗方式有限，临床用药需求迫切，本品获批新增适应症可以填补该治疗领域空白，为我国此类患者提供药物选择。

神经系统药物

15. 氘丁苯那嗪片，为囊泡单胺转运蛋白 2（VMAT2）抑制剂，是我国首个用于治疗与罕见病亨廷顿病有关的舞蹈病、迟发性运动障碍的药物，属临床急需境外新药名单品种，本品获批上市满足了我国此类患者迫切的临床需求。

16. 氯苯唑酸葡胺软胶囊，为转甲状腺素蛋白（TTR）稳定剂，是我国首个用于治疗成人转甲状腺素蛋白淀粉样变性多发性神经病 I 期症状患者、延缓周围神经功能损害的药物，属临床急需境外新药名单品种，其获批上市改变了该病无药可治的局面。

镇痛药及麻醉科药物

17. 环泊酚注射液，为 GABAA 受体激动剂，是用于消化道内镜检查中镇静的创新药物。本品与临床常用麻醉镇静药物丙泊酚具有相似的药理机制，但具有起效快，注射痛少，呼吸抑制轻，恢复速度快等优势特征，其获批上市可为我国消化内镜检查操作用药提供新的选择。

皮肤五官药物

18. 塞奈吉明滴眼液，为国内首个用于治疗神经营养性角膜炎（NK）

的重组人神经生长因子（rhNGF）药物，属临床急需境外新药名单品种。NK 为罕见的退行性角膜疾病，可致盲，中重度 NK 手术治疗为侵入性操作，费用高且不能永久治愈，本品获批上市为我国此类患者提供了有效的治疗药物，预计将成为中重度 NK 患者的首选治疗。

19. 度普利尤单抗注射液，为重组人免疫球蛋白 -G4 单克隆抗体，适用于治疗外用处方药控制不佳或不建议使用外用处方药的成人中重度特应性皮炎，属临床急需境外新药名单品种。与现有治疗方式相比，本品有明显临床优势，其获批上市为此类难治性严重疾病患者提供了治疗选择。

消化系统药物

20. 注射用维得利珠单抗，为作用于人淋巴细胞整合素 α4β7 的人源化单克隆抗体，适用于治疗对传统治疗或肿瘤坏死因子 α（TNF-α）抑制剂应答不充分、失应答或不耐受的中度至重度活动性溃疡性结肠炎、克罗恩病，属临床急需境外新药名单品种。此类疾病存在迫切的临床治疗需求，特别是对于 TNF-α 拮抗剂治疗失败的患者，本品获批上市可为临床提供新的治疗选择。

外科药物

21. 注射用丹曲林钠，适用于预防及治疗恶性高热（MH），是目前唯一短时间内给药可改变该疾病转归的药物。MH 临床结局危重，死亡率高，其获批上市可改变目前国内 MH 无安全有效治疗手段的现状，满足迫切临床需求。

22. 他克莫司颗粒，适用于预防儿童肝脏或肾脏移植术后的移植物排斥反应，治疗儿童肝脏或肾脏移植术后应用其他免疫抑制药物无法控制的移植物排斥反应，属儿童用药，本品获批上市可极大解决我国儿科肝肾移植患者未满足的临床需求。

罕见病药物

23. 注射用拉罗尼酶浓溶液，为国内首个用于罕见病黏多糖贮积症Ⅰ型（MPS Ⅰ，α-L- 艾杜糖苷酶缺乏症）的酶替代治疗药物，属临床急需境外新药名单品种。黏多糖贮积症Ⅰ型是一种严重危及生命且国内尚无有效治疗手段的遗传性罕见病，已列入我国第一批罕见病目录，本品获批上市填补了我国此类患者的用药空白。

24. 艾度硫酸酯酶 β 注射液，为国内首个用于罕见病黏多糖贮积症Ⅱ型（MPS Ⅱ，亨特综合征）的酶替代治疗药物。黏多糖贮积症Ⅱ型是一种严重危及生命且国内尚无有效治疗手段的遗传性罕见病，已列入我国第一批罕见病目录，本品获批上市填补了我国此类患者的用药空白。

体内诊断试剂

25. 重组结核杆菌融合蛋白（EC），适用于 6 月龄及以上婴儿、儿童及 65 周岁以下成人结核杆菌感染诊断，并可用于辅助结核病的临床诊断，为全球首个用于鉴别卡介苗接种与结核杆菌感染的体内诊断产品，其获批上市为临床鉴别诊断提供了新的手段。

预防用生物制品（疫苗）

26. 鼻喷冻干流感减毒活疫苗：为国内首家以鼻喷途径接种的疫苗，适用于3（36月龄）～17岁人群用于预防由疫苗相关型别的流感病毒引起的流行性感冒，接种后可刺激机体产生抗流感病毒的免疫力。

中药新药

27. 桑枝总生物碱片，其主要成分为桑枝中提取得到的桑枝总生物碱，是近十年来首个获批上市的抗糖尿病中药新药，适用于配合饮食控制及运动、治疗2型糖尿病。本品可有效降低2型糖尿病受试者糖化血红蛋白水平，其获批上市为2型糖尿病患者提供新的治疗选择。

28. 筋骨止痛凝胶，为醋延胡索、川芎等12种药味组成的中药复方新药，适用于膝骨关节炎肾虚筋脉瘀滞证的症状改善，具有"活血理气，祛风除湿，通络止痛"的功效。本品为外用凝胶制剂，药物中各成分通过透皮吸收而发挥作用，可避免肠胃吸收和肝脏首过代谢，其获批上市可为膝关节骨性关节炎患者提供新的治疗选择。

29. 连花清咳片，为麻黄、桑白皮等15种药味组成的中药新药，适用于治疗急性气管-支气管炎痰热壅肺证引起的咳嗽、咳痰等，具有"宣肺泄热，化痰止咳"的功效，其获批上市可为急性气管-支气管炎患者提供新的治疗选择。

第四章
全力做好应急审评工作

一、加强统一领导，制定工作程序

按照国家药监局党组关于疫情防控应急审评审批工作部署，药审中心闻令而动，一是充分发挥集体决策作用，迅速成立抗新型冠状病毒药物特别审评领导小组，抽调 16 个部门 148 名骨干力量为工作小组成员，先后召开特别审评领导小组会议 6 次和领导小组专题会 18 次，明晰工作原则，优化工作流程，及时研究解决应急审评过程中遇到的问题，保证工作顺利推进、有序开展。二是制定工作程序，形成 1 个方案、2 个程序、1 个规范，即《药审中心抗新型冠状病毒药物特别审评工作方案》《关于新型冠状病毒（2019-nCoV）药物立项申请评议工作程序》《关于新型冠状病毒（2019-nCoV）药物特别专家组评估和审核工作程序》《国家药监局抗新型冠状病毒药物专家会议管理规范》。三是严格落实"安全守底线、疗效有证据、质量能保证、审评超常规"的工作要求，按照工作程序，依法依规、科学规范审评，标准不降，加速审批。

二、发挥专家作用，解决技术难题

一是组建特别专家组。按照《国家食品药品监督管理局药品特别审批程序》（原国家食品药品监督管理局令第 21 号）规定和国家药监局新型冠状病毒感染肺炎疫情应对工作组药品组的决定，药审中心先后遴选出多位院士和知名专家组成了特别专家组，经国家药监局批准后开展工作。遇到新的技术难点问题时，听取专家意见建议后，由专家投票表决。二是注重发挥专家技术支撑作用。通过专家研讨会和专家咨询会解决特定技术问题，例如针对 mRNA 新冠病毒疫苗在研发上存在的难点和潜在的风险，药审中心组织专家形成技术指导原则，以指导相关企业的研发。

三、实时高效沟通，提高研发进度

一是遵循"早期介入、持续跟进、主动服务"的工作要求，第一时间组织审评力量对咨询品种或注册申请立项的科学性和可行性进行评议，并在 24 小时内与申请人进行沟通交流，保证申请人尽快提交特别审批注册申请。二是加强国际合作。积极参加世界卫生组织（WHO）、国际药品监管机构联盟（ICMRA）等组织召开的视频电话会议，共同探讨研发审评标准，了解新冠病毒疫苗研发信息，指导推动研发企业赴国外开展Ⅲ期临床试验。

四、探索研审联动，坚持科学审评

一是探索建立研发审评联动工作机制。边研发、边提交、边审评，为新冠病毒疫苗研发争取到了宝贵时间，确保新冠病毒疫苗等研发走在世界前列。通过这种工作机制，大大缩短了审评时间。二是建立技术标准体系。针对新冠病毒的特点，及时制定新冠病毒疫苗、新冠肺炎治疗药物研发技术指导原则等 28 个技术文件，指导企业高标准研发，少走弯路，科学开展审评。

第五章
鼓励中药传承创新发展

贯彻落实习近平总书记关于中医药的重要指示精神、《中共中央 国务院关于促进中医药传承创新发展的意见》及国家药监局要求，药审中心从改革中药注册分类、健全中药技术指导原则等各方面积极鼓励中药守正创新。一是推动中药的传承发展。起草并由国家药监局发布《中药注册分类及申报资料要求》，丰富古代经典名方复方制剂的范围，促进古代经典名方中药复方制剂研发，推动其向新药转化。二是建立完善符合中药特点的质量控制体系。遵循中药特点和研发规律，将中药独特的理论体系和实践特点、中药制剂质量控制特点与药品质量控制的一般要求有机结合，研究构建完善符合中药制剂特点的质量控制方法和策略，制定《中药新药用饮片炮制研究指导原则（试行）》《中药新药质量标准研究技术指导原则（试行）》《中药复方制剂生产工艺研究技术指导原则（试行）》《中药生物效应检测研究技术指导原则（试行）》等 8 个技术指导原则。三是健全符合中药特点的审评体系。引入新工具、新方法、新标准用于中药疗效评价，细化申报资料要求，制定《中药新药用于慢性便秘临床研究技术指导原则》《中药新药用于糖尿病肾病临床研究技术指导原则》等技术指导原则，探索构建中医药理论、人用经验和临床试验相结合的审评证据体系。四是全力做好中药特别审评工作。充分发扬抗疫精神，制定了《用于新冠肺炎中药注册申请特别审批申报资料要求（试行）》《用于新冠肺炎中药注册申请特别审批技术指导原则（试行）》等，指导应急状态下的中药审评。截至 2020 年 12 月 31 日，"三方"中的清肺排毒颗粒、化湿败毒颗粒的 IND 申请已获批准，"三药"连花清瘟颗粒／胶囊、金花清感颗粒、血必净注射液获批增加用于治疗新冠肺炎的适应症。五是赴武汉开展实地调研和座谈，持续推进中药监管科学"以临床价值为导向的中药安全性评价研究"课题研究。六是开展援疆援藏工作，赴西藏开展实地调研、与新疆维吾尔自治区药品监督管理局召开线上座谈交流会，支持民族药发展。

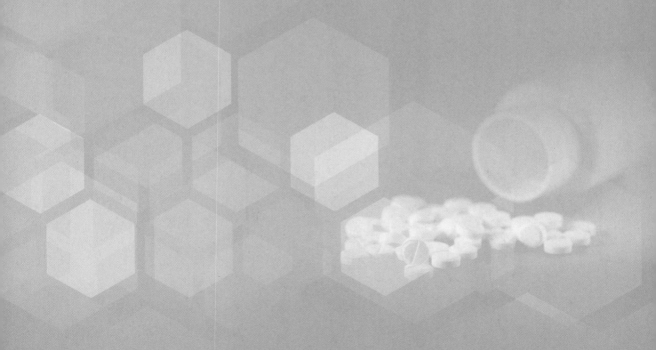

第六章
加强《药品注册管理办法》
配套文件制修订

新修订的《药品注册管理办法》是贯彻党中央、国务院审评审批制度改革精神和落实新修订《药品管理法》的重要规章，考虑到药品注册管理中的具体技术要求，需要跟随技术发展的脚步不断调整完善，在规章中不适宜作出具体的规定，因此这些具体技术要求在《药品注册管理办法》发布后，以配套文件、技术指导原则等形式发布，既能更好地顺应药品研发的科学规律，也能确保新旧《药品注册管理办法》的平稳过渡和新《药品注册管理办法》的顺利实施。

根据国家药监局部署，药审中心统筹协调，加大配套文件的制修订力度，成立课题组，对重点难点问题开展调研攻关，充分听取专家、业界意见，力求达成共识，共参与了 48 个配套文件制修订工作，其中牵头起草配套文件 30 个。自开展工作以来，已基本完成配套文件公开征求意见工作，部分文件已经国家药监局审核同意后发布实施，有效确保了各项审评任务不断、不散、不乱，新旧注册相关规定的顺利过渡和实施。

第七章
加快审评技术标准体系建设

在药品审评和研发过程中，指导原则兼具监管依据和技术要求的双重职能。《药品注册管理办法》明确从事药物研制和药品注册活动，应当遵守有关法律、法规、规章、标准和规范；药审中心等专业技术机构，应当根据科学进展、行业发展实际和药品监督管理工作需要制定技术指导原则和程序，并向社会公布。

药品技术指导原则体系的建立与完善，是落实"四个最严"要求的最好实践，是药审中心推进审评体系和审评能力现代化的重要举措。药审中心通过"定标准、定程序、定计划"三步走的方式，统筹规划以指导原则为核心的审评标准体系建设，围绕药品研发需求和鼓励创新的原则，对标国际先进监管机构技术标准，加大指导原则制定和公开力度。2020 年共开展了 119 个技术指导原则制修订工作，根据《国家药监局综合司关于印发药品技术指导原则发布程序的通知》（药监综药管〔2020〕9 号）要求，截至 2020 年 12 月 31 日，药审中心已经国家药监局审查同意发布了 71 个指导原则，2020 年发布的技术指导原则详见附件 6。

在应对新型冠状病毒肺炎、促进新冠病毒疫苗和新冠肺炎治疗药物的研发和审评质量、速度方面，药审中心发布了《新型冠状病毒预防用疫苗研发技术指导原则（试行）》等 7 个指导原则；在着力提升中药材质量研究，鼓励中药研发与创新方面，发布了《中药新药用药材质量控制研究技术指导原则（试行）》《中药复方制剂生产工艺研究技术指导原则（试行）》《中药新药用于慢性便秘临床研究技术指导原则》等 10 个指导原则；在鼓励儿童药物研发方面，发布了《真实世界研究支持儿童药物研发与审评的技术指导原则（试行）》等 3 个指导原则；在支持抗肿瘤药物研发，进一步满足申请人对具体抗肿瘤药物的个药指导原则需求方面，发布了《抗肿瘤药联合治疗临床试验技术指导原则》《注射用曲妥珠单抗生物类似药临床试验指导原则》等 22 个指导原则；在提高仿制药质量，推进仿制药一致性评价方面，规范审评标准和尺度，发布了《化学药品注射剂仿制药质量和疗效一致性评价技术要求》《化学药品注射剂（特殊注射剂）仿制药质量和疗效一致性评价技术要求》等9个指导原则。这些指导原则覆盖新冠应急审评标准、儿童用药、中药民族药技术标准体系、抗肿瘤药物研发及仿制药研发等热点难点问题，持续完善药品技术指导原则体系，有效推动药物研发创新，不断优化统一审评尺度，大力提升审评质量和效率，显著减少审评自由裁量权。

第八章
持续深化药品审评审批
制度改革

一、加快境外已上市临床急需新药审评

深入贯彻国务院常务会议精神，落实加快境外已上市临床急需新药审评要求，在确定了第一、二批 74 个品种名单的基础上，国家药监局、国家卫生健康委组织有关专家研究论证，遴选临床急需新药品种，药审中心发布了第三批 7 个品种名单。对于符合《国家药品监督管理局 国家卫生健康委员会关于临床急需境外新药审评审批相关事宜的公告》（2018 年第 79 号）规定情形的品种，国家药监局会同国家卫生健康委已组织进行了充分遴选，基本解决了临床急需境外已上市新药在我国上市速度较慢的问题，进一步提高了公众用药的可及性。

2020 年，药审中心完成了 13 个用于治疗罕见病的、临床急需的药品的技术审评，均在规定时限内完成，罕见病药品在 3 个月之内完成审评，其他临床急需药品在 6 个月之内完成审评，大大缩短了临床急需境外新药在我国上市的时间差距。截至 2020 年 12 月 31 日，已发布的共三批 81 个品种临床急需境外已上市新药中，已有 38 家企业的 48 个品种提出注册申请，其中 39 个品种已获批上市或完成审评，100% 在时限内完成审评工作，2020 年境外已上市临床急需新药审评审批情况详见附件 7。

二、加速推动仿制药一致性评价工作

2020 年，药审中心采取切实有效措施加速推进仿制药一致性评价工作。

一是在口服固体制剂一致性评价工作的基础上，积极推进注射剂一致性评价工作。5 月 12 日，《国家药监局关于开展化学药品注射剂仿制

药质量和疗效一致性评价工作的公告》（2020 年第 62 号）发布，正式启动注射剂一致性评价工作。药审中心发布《化学药品注射剂仿制药质量和疗效一致性评价技术要求》《化学药品注射剂仿制药质量和疗效一致性评价申报资料要求》和《化学药品注射剂（特殊注射剂）仿制药质量和疗效一致性评价技术要求》等技术要求。针对正式启动前已有 620 件待审评的注射剂一致性评价申请，药审中心成立专项审评工作组，采取细化分类处理措施，严格执行一次性发补，明确注射剂一致性评价注册检查的随机原则，加快审评速度，在不到 5 个月的时间内完成了 620 件品种的审评，一致性评价按时限审评已进入常态化。

二是继续规范参比制剂遴选工作，强化服务与指导。药审中心发布《化学仿制药参比制剂遴选申请资料要求》，进一步强调申请人的自查环节，提高参比制剂遴选工作效率。通过进一步规范内部审核、专家委员会审核等流程，2020 年优化了参比制剂遴选工作。自 2017 年 8 月开展一致性评价工作以来共发布参比制剂目录 35 批，涉及 3963 个品规（1703 个品种），其中包括注射剂参比制剂 975 个品规（405 个品种）。

三是加强信息公开和培训。2020 年 7 月举办线上化学仿制药注射剂一致性评价技术研讨会，对注射剂一致性评价技术要求、特殊注射剂技术要求、参比制剂申请资料要求等进行宣讲。

四是持续推进生物等效性试验备案工作。2020 年化学药生物等效性试验备案平台共收集了 672 条记录，仿制药一致性评价生物等效性试验备案平台共收集了 292 条记录。

三、全面落实临床试验期间风险管理

为落实《药品管理法》《药品注册管理办法》中有关临床试验期间安全风险管理工作，药审中心在国家药监局指导下，发布了《药物临床试验期间安全信息评估与管理规范（试行）》《研发期间安全性更新报告管理规范（试行）》和《药物临床试验登记及信息公示管理规范（试行）》3个配套文件。为进一步加强临床试验过程的安全信息监测、识别、评估和风险控制，制定了《药品审评中心药物临床试验期间安全信息评估与风险管理工作程序（试行）》，上线运行"临床试验期间安全风险管理系统"，对临床试验期间的安全信息，如可疑且非预期严重不良反应（SUSAR）和研发期间安全性更新报告（DSUR）等开展全过程信息系统化的风险评估。

2020年药审中心接收来自国内外的SUSAR个例报告164403份（涉及病例为57995例）。其中，来自中国的SUSAR个例报告17243份（涉及病例为4647例）；接收DSUR共计1775份；完成临床试验登记2610项（含新冠病毒疫苗和新冠肺炎治疗药物）。对18个药物临床试验中存在的安全性风险，提出了进一步的风险控制处理意见，包括一般风险控制（如修改临床试验方案、修改知情同意书、修改研究者手册、补充完善风险控制措施）和建议申请人主动暂停临床试验等。

面对突如其来的严重新冠肺炎疫情，药审中心探索建立了申请人进行临床试验进展信息报告机制与通道，规范了相关工作程序与技术要求，发布了《新冠肺炎疫情期间药物临床试验管理指导原则（试行）》，制定了规范统一的《应急审批品种临床试验进展和安全监测工作文件》。通过每日和每周的动态风险沟通交流，实施有效的风险监测与风险控制。对2020年2月2日至2020年12月31日经特别审批程序批准15个疫苗、16个生物制品、6个化学药、2个中药的临床试验共39个品种实施动态安全监测，完成了应急审批新冠病毒疫苗及新冠肺炎治疗药物临床试验进展及安全性监测报告共195份。

药审中心参加《药物警戒质量管理规范》（GVP）的起草工作，撰写临床试验期间药物警戒相关内容和要求。完成《临床试验期间安全信息管理：国际医学科学组织理事会（CIOMS）Ⅵ工作组报告》的翻译与出版工作，召开疫情期间临床试验管理及远程智能技术应用学术交流视频会议，探索开展远程智能化临床试验的安全管理工作，稳步提升临床试验期间安全信息评估和风险管理能力。

四、继续夯实审评科学基础建设

1. 审评质量管理体系建设

发挥审评质量管理体系对药品审评工作持续有效运行的保障作用。一方面是应对新法律规章实施对审评业务工作带来的风险和挑战，结合《药品注册管理办法》及其配套文件要求，及时组织对《质量手册》等体系文件进行全面修订，加强药品审评业务与质量体系的结合；另一方面是应对新冠肺炎疫情对审评工作带来的影响，通过开展药审中心专项内部监督检查，充分锻炼药审中心内审员队伍，及时发现存在的风险并组织改进；同时持续开展年度满意度调查工作，收集国家药监局和申请人对药审中心在落实新注册相关要求、应对新冠肺炎疫情风险防控时的意见和建议，为提高审评质量和效率提供思路，发挥质量体系对各项工作的支持作用。

2. 强化审评信息化建设

为确保各项审评改革工作执行过程中的规范化、标准化、数字化，药审中心大力推进信息化建设，依据《药品注册管理办法》和流程导向科学管理体系，以药品审评业务流程为基础，立足工作实际，对药品技术审评系统升级完善。新增发补前的专业审评问询和发补后的补充资料问询平台，优化沟通交流系统，加强审评期间与申请人的主动沟通交流，促进审评业务工作开展；新增异议处理审核和注册检验网络通道，调整优先审评审批系统，强化审核流程可操作性，保障审评审批工作顺利实施。开通受理网上预约通道，减少人员流动聚集，有效保障新冠肺炎疫情期间申请人受理业务的有序办理；增加突破性治疗药物程序，为鼓励创新和加快临床急需品种上市拓宽审评通道。通过信息化手段助力药品审评审批业务管理，强化网络信息安全保障，不断提升药品审评审批工作质量和效率。目前药审中心网站"申请人之窗"实名注册申请企业 10674 家，基本实现了药品、原料药、辅料、包材注册申请人网上业务办理的全覆盖。

五、积极推进流程导向科学管理体系建设

为贯彻党的十九届四中、五中全会精神，加强治理体系、治理能力建设，以流程导向科学管理体系建设为抓手，不断推进药品审评体系和审评能力的现代化。按照前期工作计划，药审中心已全面铺开任务受理、任务分配、专业审评、综合审评、沟通交流、专家咨询、书面发补、核查检验共 8 个子课题的科学管理体系试点建设，并印发《药审中心关于启动药品注册现场核查检验环节流程导向科学管理体系试点工作的通知》等 5 个文件，制定科学管理体系制度制修订计划（含 28 项制度），截至 2020 年 12 月 31 日已完成 14 项。注重试点建设成果的信息化，将各项措施纳入审评信息系统，增强措施执行的刚性约束，提高了科学监管和智慧审评能力。

形成按季度汇报机制，定期组织汇报试点运行情况。建立了改革措施管理台账，纳入了 58 项需要监督的改革措施，按月度对每项改革措施实施的责任落实、进展情况、新问题和解决建议予以一体化动态管理。召开了试点推进座谈会、子课题结题座谈会，对各子课题试点进度、成效、问题等进行总结分析。建立了促进试点建设的长效运行机制，常态化、一体化推进科学审评、高效审评和廉洁审评。

六、持续开展 ICH 工作

切实推进我国药品审评审批体系与国际接轨，参与 ICH 指导原则的国际协调。一是积极参与 ICH 议题协调工作，自原国家食品药品监督管理总局 2017 年加入 ICH 以来，已向 36 个 ICH 工作组派出了 69 名专家，2020 年参与 ICH 工作组电话会 437 场。二是进一步推进 ICH 三级指导原则实施工作，国家药监局共发布了 3 个 ICH 指导原则适用及推荐适用公告。三是组织开展 ICH 指导原则培训工作，药审中心开展 ICH 指导原则线上培训共 15 场，主要围绕 29 个 ICH 指导原则的技术要点、实施现状、实施过程中可能存在的问题等内容进行宣贯。培训对象主要包括国家药监局相关司局、各直属单位、各省级药监局和省级药检机构的相关工作人员，共计 2723 人观看培训直播，4244 人观看直播回放。四是召开 ICH 指导原则和协调议题研讨会，为广泛听取行业及学界专家意见，2020 年药审中心共召开 ICH 国内专家研讨会 15 场，共计 312 人参会。

七、加强审评队伍建设和管理

加强审评队伍建设，畅通审评员职业发展通道，开展主审审评员认定工作；完善聘期考核评价体系，加强员工聘期考核工作；开展补充性招聘，引进临床、统计等紧缺专业人才；加强员工培训，组织开展《药品注册管理办法》及配套文件系列讲座、实训、英语口语等培训。

第九章
加强服务指导、改进工作效率和作风

2020 年，药审中心驰而不息强化作风建设，积极服务药品高质量发展新要求。

一是紧密围绕新冠肺炎疫情防控大局，超常规创新开展应急审评审批，加强审评服务保障，全力做好新冠病毒疫苗审评过程中的各项工作。面对新冠肺炎疫情对新冠病毒疫苗药物的急迫需求，药审中心坚持尊重科学规律，建立"早期介入、持续跟踪、主动服务、研审联动"的工作机制，始终保持 24 小时与企业畅通沟通的状态，无论多晚，即使是凌晨三四点钟，都会第一时间反馈研发企业诉求，在推动境外临床试验上强化担当，在创新审评审批中挖潜增效，成功高效推动国药集团新冠病毒疫苗附条件批准上市和 5 个疫苗品种进入 Ⅲ 期临床试验，确保中国新冠病毒疫苗走在世界前列，及时有力支撑了疫情防控大局。同时贯彻落实习近平总书记坚持中西医结合、中西药并用的重要指示精神，主动对接临床救治中应用的"三药三方"生产企业和研发单位，积极做好有效中药方剂转化产品注册和临床试验申请技术指导，确保中药第一时间用于新冠肺炎患者救治。这些成果不仅确保了防疫的应急所需，还为常态化疫情防控准备了重要的战略资源，不仅提振了国人战胜疫情的信心，还为全球疫情防控贡献了中国力量。

二是强化服务申请人沟通交流。在新冠肺炎疫情防控常态化的情况下，全面落实新冠肺炎疫情联防联控措施，最大限度减少人员流动聚集，阻断疫情传播扩散渠道，切实保障申请人的生命安全和身体健康，暂停现场咨询业务的同时开通了电话咨询业务。增设立了 8 个联系邮箱，申请人可以邮件咨询问题并提供在审品种受理号等信息，项目管理人员将在 3 个工作日内与该受理号相关的申请人进行联系。通过不断丰富和拓展沟通交流的渠道和方式，服务和便利申请人；为鼓励创新，更好地体现沟通交流的服务属性，结合《药品注册管理办法》，从药物研制规律和注册要求出发，秉持为药品注册申请人服务的原则，修订后发布了《药物研发与技术审评沟通交流管理办法》。在保证受试者安全性的基础上，将Ⅱ类会议划分为依法应沟通交流、原则上应当沟通交流、可以沟通交流三类情形，并明确和细化了三类沟通交流的情形和要求；为提高沟通交流申请办理的可预见性和效率，药审中心通过持续优化沟通交流管理，细化环节时限控制，确保了申请人能够尽快享受到优质的沟通交流服务，努力满足申请人逐年增加的沟通交流需求，将2020年沟通交流申请办理量提升至2019年办理量的1.31倍，这也是2016年办理量的11.35倍。

三是持续改善内部工作作风，提高工作效率。这一年药审中心继续深化审评审批制度改革，持续优化审评流程，严格时限管理，实施审评任务分析会制度，加强项目督导，鼓励药品创新，推动仿制药高质量发展，审评质量和效率有了极大的提升，2020年全年审结任务整体按时限完成率创历史新高。药品审评审批的可预期性进一步提高，顺利完成《"十三五"国家药品安全规划》涉及药品审评审批改革目标。通过5年来深化药品审评审批制度改革的不懈努力，药审中心实现了量变到质变的飞跃，药品平均审评时限大幅压缩，审评能力大幅提升，一大批创新药、临床急需药获批上市，累计通过和视同通过一致性评价审评的品种已达445个，为"十四五"时期药品审评事业的发展奠定了坚实的基础。

药审中心将深入梳理在提高审评效率、创新审评方式等方面的经验做法，使应急状态下的临时性措施，有序地上升为常态化审评工作长效机制，将被动选择但被实践证明长期有效的方法转化为常态化条件下提高审评能力的主动选择。

第十章
加大药品审评审批信息
公开力度

药审中心持续推进技术审评的信息公开工作,提高药品审评审批工作透明度。一是完善信息公开制度,发布了《药品审评审批信息公开管理办法》,明确信息公开的范围、种类、时限等要求,为做好信息公开工作提供了制度依据。二是大力推动新药技术审评报告的公开,自开展工作以来已完成公开新药技术审评报告316个,指导行业研发,更好的服务药品注册申请人和公众。三是加大技术审评过程信息公开力度,通过药审中心网站向申请人进一步公开了审评排队信息、优先审评的状态信息、沟通交流申请及办理信息等信息,新增了"突破性治疗公示"的栏目,公开了"拟突破性治疗品种、异议论证结果"等信息。方便申请人查询信息,进一步拓宽了申请人的沟通渠道,及时回应社会关切,提高了审评审批工作的透明度。

第十一章
2021 年重点工作安排

2020 年，药品审评工作取得了一定进展，但仍存在着一些问题：一是注册申请申报量，特别是创新药申报量连年递增，药审中心审评队伍规模结构与审评任务量配比失衡；二是高层次及紧缺专业人才引进难、新进审评员亟需长期专业培训等审评能力现代化短板问题突出；三是新旧注册相关规定过渡期间，应及时研究问题，给予相应的解决措施。2021 年药审中心将紧密围绕国家药监局工作部署，重点开展以下工作。

一、积极推动制度体系建设

完善新《药品注册管理办法》配套文件，做好新旧注册相关规定过渡期相关工作，稳妥处理历史问题；继续开展药品审评流程导向科学管理体系建设工作，构建长效运行机制，完善药品技术指导原则体系，规范药审中心制度体系建设，推动审评体系和审评能力现代化；深入推进监管科学研究，深化与高校、科研院所合作，加快首批重点项目研究成果转化。

二、毫不放松做好应急审评审批工作

始终保持应急工作状态，完善研审联动机制，坚持特事特办，促进包括中医药、抗体药物等新冠肺炎治疗药物的研发；持续做好应急审评审批核查检验协调工作；继续强化服务指导，持续跟进各条技术路线新冠病毒疫苗研发进展，依法依规严格审评，继续做好新冠肺炎治疗药物和新冠病毒疫苗审评工作；全面总结应急审评审批工作经验，完善审评审批制度体系，进一步激发药品创新发展活力。

三、加快建立符合中医药特点的中药审评机制体系

构建中医药理论、中药人用经验和临床试验"三结合"的审评证据体系，组建古代经典名方中药复方制剂专家审评委员会，扎实推进中药审评审批改革；参考"三方"审评审批经验，逐步探索适合古代经典名方的中药复方制剂的审评指导原则和标准，完善符合中医药特点的技术指导原则；加快确有临床价值的中药新药审评审批，发挥中医药在疾病防治中的独特优势。

四、持续深化审评审批制度改革

巩固按时限审评改革成果，完善项目管理工作机制；完善专家咨询委员会制度，解决争议重大疑难问题，利用巡视整改要求推动制度改革，加大审评审批信息公开力度，优化沟通交流制度，提高审评服务水平；细化上市药品变更管理技术要求，指导药品上市许可持有人开展上市后持续研究；进一步加强临床试验期间安全性评价及药物警戒体系建设；持续推进 ICH 指导原则在国内转化实施；加快审评数字化建设，推进 eCTD 系统使用。加快推进研发生产主体信息库建设。

五、坚持鼓励药品研发创新

持续完善药品审评审批制度体系，坚持以安全有效为根本标准，优化审评资源配置，在创新药审评中探索实施"提前介入"、"研审联动"、"平行检验"、"前置检验"等方式；继续鼓励新药好药研发创新，强化沟通交流，优先配置资源，进一步细化和实施突破性治疗药物、附条件

批准、优先审评、特别审批等加快审评程序，加快临床急需境外新药、罕见病用药、儿童用药、重大传染病用药等上市速度。

六、推动仿制药高质量发展

持续完善仿制药参比制剂遴选，坚持标准不降低的原则，稳妥有序推进一致性评价工作；进一步完善仿制药相关技术指导原则和标准体系建设；以建立审评要点体系为基础，推动仿制药审评科学规范、标准，提高仿制药审评质量和效率。

七、优化人才队伍建设

按照国家药监局统一部署，全力指导和推进长三角、大湾区两个分中心建设；以专业培训为抓手，进一步加强药品审评队伍能力建设；配合药品审评业务，积极开展人员招聘工作，加强队伍建设；进一步加强专业技术队伍建设，完善专业技术队伍晋升等制度；进一步严格人员招聘条件，规范人员离职，严格队伍管理。

结　语

大鹏一日同风起，扶摇直上九万里。2021 年是实施"十四五"规划的开局之年，药审中心将在国家药监局的坚强领导下，坚持以习近平新时代中国特色社会主义思想为指导，全面贯彻党的十九大和十九届二中、三中、四中、五中全会精神，坚持以人民为中心的发展思想，按照立足新发展阶段，贯彻新发展理念，构建新发展格局的要求，以习近平总书记"四个最严"要求为根本遵循，以鼓励创新推动药品高质量发展为主题，以深化药品审评审批制度改革为主线，以满足人民日益增长的美好生活需要为根本目的，以建设国际化、现代化、科学化药品审评机构为根本动力，坚持为国为民履职尽责，切实保障药品安全有效可及，保护和促进公众健康，努力实现"十四五"时期发展开好局、起好步，以优异成绩迎接中国共产党成立 100 周年。

附件 1 2020 年药审中心审评通过的创新药

序号	药品名称	获批时的适应症小结 （具体详见药品说明书）
1	苯环喹溴铵鼻喷雾剂	变应性鼻炎
2	甲磺酸阿美替尼片	既往经表皮生长因子受体（EGFR）酪氨酸激酶抑制剂（TKIs）治疗后 EGFR T790M 阳性的晚期非小细胞肺癌
3	泽布替尼胶囊	复发或难治性套细胞淋巴瘤，复发或难治性慢性淋巴细胞白血病 / 小淋巴细胞淋巴瘤
4	注射用苯磺酸瑞马唑仑	结肠镜检查的镇静
5	盐酸恩沙替尼胶囊	克唑替尼治疗后进展的或不耐受的间变性淋巴瘤激酶（ALK）阳性的晚期非小细胞肺癌
6	环泊酚注射液	消化道内镜检查的镇静
7	氟唑帕利胶囊	二线及以上化疗后伴 BRCA1/2 突变的复发性卵巢癌
8	奥布替尼片	复发或难治性慢性淋巴细胞白血病 / 小淋巴细胞淋巴瘤，复发或难治性套细胞淋巴瘤
9	索凡替尼胶囊	无法手术切除的局部晚期或转移性、进展期非功能性、分化良好（G1、G2）的非胰腺来源的神经内分泌瘤
10	盐酸可洛派韦胶囊	与索磷布韦联合用于基因 1、2、3、6 型成人慢性丙型肝炎病毒感染，可合并或不合并代偿性肝硬化
11	西尼莫德片	复发型多发性硬化
12	依达拉奉右莰醇注射用浓溶液	急性缺血性脑卒中所致的神经症状、日常生活活动能力和功能障碍
13	盐酸拉维达韦片	与利托那韦强化的达诺瑞韦钠片和利巴韦林联合用于初治的基因 1b 型慢性丙型肝炎病毒感染的非肝硬化成人患者
14	磷酸依米他韦胶囊	与索磷布韦片联合用于成人基因 1 型非肝硬化慢性丙肝
15	新型冠状病毒灭活疫苗（Vero 细胞）	预防由新型冠状病毒（SARS-CoV-2）感染引起的疾病
16	重组结核杆菌融合蛋白（EC）	结核杆菌感染诊断、辅助结核病的临床诊断
17	桑枝总生物碱	—

续表

序号	药品名称	获批时的适应症小结 （具体详见药品说明书）
18	桑枝总生物碱片	2 型糖尿病
19	筋骨止痛凝胶	活血理气、祛风除湿、通络止痛。用于膝骨关节炎肾虚筋脉瘀滞证的症状改善。
20	连花清咳片	宣肺泄热，化痰止咳。用于急性气管—支气管炎痰热壅肺证引起的咳嗽、咳痰等。

附件 2   2020 年药审中心审评通过的境外生产原研药

序号	药品名称	获批时的适应症小结 （具体详见药品说明书）
1	阿巴西普注射液	类风湿关节炎
2	阿贝西利片	激素受体（HR）阳性、人表皮生长因子受体（HER2）阴性的局部晚期或转移性乳腺癌
3	马来酸阿伐曲泊帕片	择期行诊断性操作或手术的慢性肝病相关血小板减少症
4	阿加糖酶 α 注射用浓溶液	法布雷病
5	阿替利珠单抗注射液	联合含铂化疗用于初治广泛期小细胞肺癌
6	艾地骨化醇软胶囊	绝经后女性骨质疏松症
7	艾度硫酸酯酶 β 注射液	黏多糖贮积症 Ⅱ 型
8	艾托格列净片	配合饮食和运动改善成人 2 型糖尿病患者的血糖控制
9	达依泊汀 α 注射液	需血液透析的慢性肾病患者的贫血
10	地舒单抗注射液	骨折风险增高的绝经后妇女的骨质疏松症
11	甘精胰岛素注射液	需胰岛素治疗的成人 2 型糖尿病
12	格隆溴铵福莫特罗吸入气雾剂	慢性阻塞性肺疾病
13	氯化镭 [223Ra] 注射液	伴骨转移且无已知内脏转移的去势抵抗性前列腺癌
14	马来酸奈拉替尼片	HER2 阳性早期乳腺癌的强化辅助治疗
15	普拉曲沙注射液	复发或难治性外周 T 细胞淋巴瘤
16	维奈克拉片	联合阿扎胞苷用于不耐受强诱导化疗的急性髓系白血病
17	盐酸安非他酮缓释片（Ⅱ）	抑郁症
18	盐酸帕洛诺司琼软胶囊	预防中度致吐性化疗引起的恶心和呕吐
19	盐酸曲唑酮缓释片	抑郁症
20	注射用贝林妥欧单抗	复发或难治性前体 B 细胞急性淋巴细胞白血病
21	注射用恩美曲妥珠单抗	HER2 阳性高复发风险早期乳腺癌的辅助治疗
22	注射用拉罗尼酶浓溶液	黏多糖贮积症 Ⅰ 型

续表

序号	药品名称	获批时的适应症小结 （具体详见药品说明书）
23	注射用维布妥昔单抗	CD30 阳性淋巴瘤：复发或难治性系统性间变性大细胞淋巴瘤和经典型霍奇金淋巴瘤
24	布罗利尤单抗注射液	中度至重度斑块状银屑病
25	氘丁苯那嗪片	与亨廷顿病有关的舞蹈病；成人迟发性运动障碍
26	度普利尤单抗注射液	中重度特应性皮炎
27	多拉米替片	用于无 NNRTI 类药物、拉米夫定或替诺福韦病毒耐药的成年人免疫缺陷病毒（HIV-1）感染患者
28	多拉韦林片	与其他抗反转录病毒药物联合用于无 NNRTI 类耐药的 HIV-1 感染成年患者
29	枸橼酸西地那非片	成人肺动脉高压
30	克立硼罗软膏	2 岁及以上轻中度特应性皮炎患者的局部外用治疗
31	拉考沙胺口服溶液	用于 4 岁及以上癫痫部分性发作患者
32	拉那利尤单抗注射液	预防遗传性血管性水肿的发作
33	拉替拉韦钾咀嚼片	与其他抗反转录病毒药物联合用于体重大于 11kg 儿童的 HIV-1 感染
34	利伐沙班片	与阿司匹林联用于降低主要心血管事件风险
35	氯苯唑酸葡胺软胶囊	转甲状腺素蛋白淀粉样变性多发性神经病 I 期症状
36	氯苯唑酸软胶囊	成人野生型或遗传型转甲状腺素蛋白淀粉样变性心肌病
37	咪康唑口腔贴片	成人口咽念珠菌病的局部治疗
38	萘哌地尔片	前列腺增生症引起的排尿障碍
39	普卢利沙星片	敏感菌引起的急性单纯性及复杂性下尿路感染、慢性支气管炎急性发作、急性细菌性鼻窦炎
40	塞奈吉明滴眼液	成人中度（持续性角膜上皮缺损）至重度（角膜溃疡）神经营养性角膜炎
41	他克莫司颗粒	预防和治疗儿童肝肾脏移植术后的移植物排斥反应
42	替格瑞洛分散片	降低心血管死亡、心肌梗死和卒中的发生率
43	盐酸奥洛他定滴眼液	过敏性结膜炎相关的眼痒
44	注射用头孢比罗酯钠	医院获得性肺炎、社区获得性肺炎

续表

序号	药品名称	获批时的适应症小结 （具体详见药品说明书）
45	注射用维得利珠单抗	成人中重度溃疡性结肠炎和中重度克罗恩病
46	左西孟旦注射液	传统治疗疗效不佳且需增加心肌收缩力急性失代偿心力衰竭
47	布罗利尤单抗注射液	A 型血友病常规预防、出血事件的按需治疗和控制，以及围手术期出血的管理
48	注射用 A 型肉毒毒素	暂时性改善中重度皱眉纹
49	阿帕他胺片 #	转移性内分泌治疗敏感性前列腺癌
50	阿替利珠单抗注射液 #	与贝伐珠单抗联合用于既往未接受过全身系统性治疗的不可切除肝细胞癌
51	贝伐珠单抗注射液 #	复发性胶质母细胞瘤
52	布地奈德福莫特罗吸入粉雾剂（Ⅱ）#	哮喘
53	地舒单抗注射液 #	多发性骨髓瘤和实体肿瘤的骨转移
54	恩扎卢胺软胶囊 #	非转移性去势抵抗性前列腺癌
55	甲磺酸达拉非尼胶囊 #	与曲美替尼联用于 BRAF V600 突变的黑色素瘤的辅助治疗
56	甲磺酸仑伐替尼胶囊 #	进展性、放射性碘难治性、晚期分化型甲状腺癌
57	来那度胺胶囊 #	联合利妥昔单抗用于经治的滤泡性淋巴瘤
58	利拉鲁肽注射液 #	用于伴有心血管疾病的 2 型糖尿病成人患者
59	纳武利尤单抗注射液 #	既往接受过两种或两种以上全身性治疗的晚期胃或胃食管连接部腺癌
60	帕博利珠单抗注射液 #	局部晚期或转移性食管鳞状细胞癌的二线治疗；既往未接受过全身系统性治疗的转移性或不可切除的复发性头颈部鳞状细胞癌
61	普乐沙福注射液 #	与粒细胞集落刺激因子联合用于多发性骨髓瘤患者自体移植前的造血干细胞动员
62	曲美替尼片 #	与甲磺酸达拉非尼联用于 BRAF V600 突变的黑色素瘤的辅助治疗
63	塞瑞替尼胶囊 #	间变性淋巴瘤激酶阳性的晚期非小细胞肺癌

续表

序号	药品名称	获批时的适应症小结 （具体详见药品说明书）
64	司库奇尤单抗注射液 #	用于活动性强直性脊柱炎的成人患者
65	西妥昔单抗注射液 #	既往未接受过全身系统性治疗的复发和/或转移性头颈部鳞状细胞癌
66	盐酸帕洛诺司琼注射液 #	预防术后恶心呕吐
67	乙磺酸尼达尼布软胶囊 #	系统性硬化病相关间质性肺疾病；具有进行性表型的其他慢性纤维化性间质性肺疾病
68	注射用贝利尤单抗 #	与常规治疗联合用于活动性系统性红斑狼疮 5 岁及以上患者
69	阿达木单抗注射液 #	4 岁及以上儿童与青少年重度慢性斑块状银屑病；非感染性葡萄膜炎
70	恩曲他滨替诺福韦片 #	HIV-1 暴露前预防
71	乌司奴单抗注射液/ 乌司奴单抗注射液 （静脉输注）#	成人中重度活动性克罗恩病患者
72	左乙拉西坦注射用浓溶液 #	4 岁以上儿童及成人癫痫患者部分性发作
73	富马酸卢帕他定片 *	过敏性鼻炎和荨麻疹
74	盐酸二甲双胍片 *	2 型糖尿病

注：1. "#" 为新增适应症品种。

  2. "*" 是国内已有仿制品种上市的境外生产原研药，不纳入 2020 年统计范围内。

附件 3 2020 年审评通过一致性评价的品种

序号	药品名称	规格	企业数量
1	阿德福韦酯胶囊	10mg	1
2	阿德福韦酯片	10mg	1
3	阿伐斯汀胶囊	8mg	1
4	阿莫西林胶囊	0.125g	2
		0.25g	9
		0.5g	5
5	阿莫西林颗粒	0.125g	1
6	阿莫西林克拉维酸钾干混悬剂（7∶1）	0.2285g（7∶1）/包	2
7	阿莫西林克拉维酸钾片	0.375g（$C_{16}H_{19}N_3O_5S$ 0.25g 与 $C_8H_9NO_5$ 0.125g）	1
8	阿莫西林片	按 $C_{16}H_{19}N_3O_5S$ 计 0.25g	1
9	阿那曲唑片	1mg	1
10	阿普唑仑片	0.4mg	1
11	阿奇霉素胶囊	0.25g	3
12	阿奇霉素片	0.25g	3
13	阿托伐他汀钙分散片	10mg（按 $C_{33}H_{35}FN_2O_5$ 计）	1
		20mg（按 $C_{33}H_{35}FN_2O_5$ 计）	1
14	阿昔洛韦片	0.1g	1
		0.2g	1
15	奥美拉唑肠溶胶囊	10mg	1
		20mg	2
16	奥美拉唑肠溶片	10mg	1
17	奥硝唑片	0.25g	1
18	苯磺酸氨氯地平胶囊	5mg（以氨氯地平计）	1

续表

序号	药品名称	规格	企业数量
19	苯磺酸氨氯地平片	5mg	21
20	苯溴马隆片	50mg	2
21	比卡鲁胺片	50mg	1
22	吡格列酮二甲双胍片（15mg/500mg）	每片含盐酸吡格列酮（以吡格列酮计）15mg 和盐酸二甲双胍 500mg	2
23	吡拉西坦片	0.4g	1
24	吡嗪酰胺片	0.25g	4
		0.5g	2
25	丙硫氧嘧啶片	50mg	1
26	丙戊酸钠片	0.2g	2
27	布洛芬颗粒	0.1g	1
		0.2g	4
28	布洛芬片	0.1g	3
		0.2g	2
29	草酸艾司西酞普兰片	5mg	2
		10mg	1
30	醋酸钙片	0.667g	2
31	醋酸加尼瑞克注射液	0.5ml：0.25mg（以加尼瑞克计）	1
32	单硝酸异山梨酯缓释胶囊	40mg	1
		50mg	1
33	单硝酸异山梨酯缓释片	30mg	1
		40mg	1
34	单硝酸异山梨酯片	20mg	1
35	碘克沙醇注射液	100ml：27g（Ⅰ）	1
		100ml：32g（Ⅰ）	1
		50ml：13.5g（Ⅰ）	1
		50ml：16g（Ⅰ）	1

续表

序号	药品名称	规格	企业数量
36	对乙酰氨基酚片	0.5g	10
37	多潘立酮片	10mg	2
38	多索茶碱注射液	10ml∶0.1g	1
		20ml∶0.2g	1
39	厄贝沙坦片	0.15g	2
		75mg	2
40	恩替卡韦胶囊	0.5mg	1
41	非布司他片	40mg	3
		80mg	1
42	非那雄胺片	1mg	1
		5mg	4
43	奋乃静片	2mg	1
		4mg	1
44	呋塞米片	20mg	2
45	伏立康唑片	50mg	1
46	氟康唑氯化钠注射液	100ml: 氟康唑 0.2g 与氯化钠 0.9g	1
47	氟康唑片	50mg	1
48	氟哌啶醇片	2mg	1
49	复方磺胺甲噁唑片	磺胺甲噁唑 400mg，甲氧苄啶 80mg	1
50	富马酸比索洛尔片	2.5mg	1
		5mg	1
51	格列吡嗪片	5mg	2
52	格列美脲分散片	1mg	1
		2mg	1
53	格列美脲片	2mg	2
54	格列齐特缓释片	30mg	3
55	格列齐特片	80mg	1

续表

序号	药品名称	规格	企业数量
56	枸橼酸铋钾胶囊	120mg（按 Bi_2O_3 计）	1
57	枸橼酸莫沙必利片	5mg	2
58	枸橼酸西地那非片	0.1g（按 $C_{22}H_{30}N_6O_4S$ 计）	2
		25mg（按 $C_{22}H_{30}N_6O_4S$ 计）	1
		50mg（按 $C_{22}H_{30}N_6O_4S$ 计）	1
59	加巴喷丁胶囊	0.1g	2
		0.3g	2
		0.4g	1
60	甲钴胺片	0.5mg	1
61	甲钴胺注射液	1ml：0.5mg	1
62	甲磺酸伊马替尼片	0.1g	1
63	甲泼尼龙片	4mg	1
64	甲硝唑片	0.2g	3
65	酒石酸美托洛尔片	25mg	1
		50mg	1
66	卡培他滨片	0.15g	2
		0.5g	3
67	卡托普利片	12.5mg	3
		25mg	8
68	克拉霉素片	0.25g	5
69	拉米夫定片	0.1g	2
		0.3g	1
70	来氟米特片	10mg	1
71	来那度胺胶囊	10mg	1
		25mg	1
		5mg	1

续表

序号	药品名称	规格	企业数量
72	利巴韦林片	0.1g	2
73	利福平胶囊	0.15g	1
74	利奈唑胺 葡萄糖注射液	100ml：利奈唑胺 0.2g 与葡萄糖 5g	1
		100ml：利奈唑胺 0.2g 与无水葡萄糖 4.6g	1
		300ml：利奈唑胺 0.6g 与葡萄糖 15g	1
		300ml：利奈唑胺 0.6g 与无水葡萄糖 13.8g	1
75	利培酮片	1mg	2
		2mg	1
76	磷霉素氨丁三醇散	3g（300 万单位）（按 $C_3H_7O_4P$ 计算）	2
77	硫酸氢氯吡格雷片	300mg（按 $C_{16}H_{16}ClNO_2S$ 计）	1
		75mg（按 $C_{16}H_{16}ClNO_2S$ 计）	1
78	硫辛酸注射液	12ml：0.3g	1
79	硫唑嘌呤片	50mg	1
80	罗库溴铵注射液	2.5ml：25mg	1
		5ml：50mg	1
81	洛索洛芬钠片	60mg	2
82	氯氮平片	25mg	4
83	氯化钾缓释片	0.5g	1
84	氯雷他定片	10mg	1
85	氯沙坦钾片	0.1g	1
		50mg	4
86	氯沙坦钾氢氯噻嗪片	每片含氯沙坦钾 100mg 和氢氯噻嗪 25mg	1
		每片含氯沙坦钾 50mg，氢氯噻嗪 12.5mg	1
87	马来酸氯苯那敏片	4mg	2
88	马来酸伊索拉定片	2mg	1
		4mg	1

续表

序号	药品名称	规格	企业数量
		10mg	1
89	马来酸依那普利片	2.5mg	1
		5mg	3
90	吗替麦考酚酯胶囊	0.25g	3
91	吗替麦考酚酯片	0.5g	1
92	美洛昔康片	15mg	1
		7.5mg	1
93	蒙脱石颗粒	每袋含蒙脱石 3g	1
94	蒙脱石散	3g	11
95	孟鲁司特钠咀嚼片	5mg（以孟鲁司特计）	1
		1ml：5mg	1
96	咪达唑仑注射液	2ml：10mg	1
		2ml：2mg	1
		5ml：5mg	1
97	米氮平片	30mg	1
98	米非司酮片	0.2g	1
		10mg	1
99	米格列醇片	50mg	2
100	米索前列醇片	0.2mg	1
101	诺氟沙星胶囊	0.1g	1
102	诺氟沙星片	0.1g	2
103	泮托拉唑钠肠溶片	20mg（以 $C_{16}H_{15}F_2N_3O_4S$ 计）	1
		40mg（以 $C_{16}H_{15}F_2N_3O_4S$ 计）	2
104	匹伐他汀钙分散片	2mg	1
105	匹伐他汀钙片	1mg	2
		2mg	2

续表

序号	药品名称	规格	企业数量
106	普瑞巴林胶囊	100mg	1
		75mg	1
107	羟苯磺酸钙胶囊	0.5g	1
108	羟苯磺酸钙片	0.5g	1
109	氢溴酸西酞普兰片	20mg（按 $C_{20}H_{21}FN_2O$ 计）	1
110	瑞格列奈片	0.5mg	1
		1.0mg	1
111	瑞舒伐他汀钙胶囊	10mg（按 $C_{22}H_{28}FN_3O_6S$ 计）	1
		5mg（按 $C_{22}H_{28}FN_3O_6S$ 计）	1
112	瑞舒伐他汀钙片	5mg	1
113	舒必利片	100mg	1
114	双氯芬酸钠缓释片	0.1g	1
115	双嘧达莫片	25mg	1
116	碳酸氢钠片	0.3g	1
		0.5g	4
117	替吉奥胶囊	替加氟 20mg，吉美嘧啶 5.8mg，奥替拉西钾 19.6mg	1
		替加氟 25mg，吉美嘧啶 7.25mg，奥替拉西钾 24.5mg	1
118	替米沙坦片	40mg	5
		80mg	1
119	替莫唑胺胶囊	20mg	2
120	替硝唑片	0.5g	2
121	头孢氨苄胶囊	0.125g	8
		0.25g	2
122	头孢氨苄颗粒	0.125g（按 $C_{16}H_{17}N_3O_4S$ 计）	1
		50mg（按 $C_{16}H_{17}N_3O_4S$ 计）	1

续表

序号	药品名称	规格	企业数量
123	头孢氨苄片	0.125g（按 $C_{16}H_{17}N_3O_4S$ 计）	1
		0.25g（按 $C_{16}H_{17}N_3O_4S$ 计）	1
124	头孢丙烯分散片	0.25g（以 $C_{18}H_{19}N_3O_5S$ 计）	1
125	头孢丙烯干混悬剂	0.125g	2
		0.25g	1
126	头孢丙烯颗粒	0.125g（按 $C_{18}H_{19}N_3O_5S$ 计）	1
127	头孢丙烯片	0.25g	2
128	头孢地尼分散片	0.1g	1
		50mg	1
129	头孢呋辛酯胶囊	按 $C_{16}H_{16}N_4O_8S$ 计 0.125g	1
130	头孢呋辛酯片	0.125g	3
		0.5g（按 $C_{16}H_{16}N_4O_8S$ 计）	1
		0.25g	1
131	头孢克洛干混悬剂	0.125g（按 $C_{15}H_{14}ClN_3O_4S$ 计）	1
132	头孢克洛缓释片	0.375g（按 $C_{15}H_{14}ClN_3O_4S$ 计）	1
133	头孢克洛胶囊	按 $C_{15}H_{14}ClN_3O_4S$ 计 0.25g	1
134	头孢克洛颗粒	0.125g（按 $C_{15}H_{14}ClN_3O_4S$ 计）	1
135	头孢克肟颗粒	50mg（按 $C_{16}H_{15}N_5O_7S_2$ 计）	2
136	头孢拉定胶囊	0.25g	7
		0.5g	1
137	托拉塞米片	10mg	1
		20mg	1
		5mg	1
138	维生素 B_1 片	10mg	1
139	维生素 B_2 片	5mg	4
140	维生素 B_6 片	10mg	4

续表

序号	药品名称	规格	企业数量
141	硝酸甘油片	0.5mg	2
142	缬沙坦胶囊	80mg	4
143	缬沙坦片	40mg	1
144	缬沙坦氢氯噻嗪片	缬沙坦 80mg/ 氢氯噻嗪 12.5mg	1
145	辛伐他汀片	10mg	1
		20mg	1
146	盐酸阿米替林片	25mg	1
147	盐酸氨基葡萄糖胶囊	0.24g	3
		0.48g	1
		0.75g	3
148	盐酸氨基葡萄糖片	0.75g（按 $C_6H_{13}NO_5 \cdot HCl$ 计）	1
149	盐酸氨溴索分散片	30mg	1
150	盐酸氨溴索胶囊	30mg	1
151	盐酸氨溴索片	30mg	2
152	盐酸氨溴索注射液	1ml：7.5mg	2
		2ml：15mg	6
		4ml：30mg	3
153	盐酸胺碘酮片	0.2g	2
154	盐酸贝那普利片	10mg	1
155	盐酸倍他司汀片	4mg	1
156	盐酸苯海拉明片	25mg	2
157	盐酸苯海索片	2mg	2
158	盐酸地尔硫䓬片	30mg	1
159	盐酸地芬尼多片	25mg	1
160	盐酸度洛西汀肠溶胶囊	以度洛西汀计 20mg	1
161	盐酸二甲双胍缓释片	0.5g	6

续表

序号	药品名称	规格	企业数量
162	盐酸二甲双胍胶囊	0.25g	1
163	盐酸二甲双胍片	0.25g	17
164	盐酸法舒地尔注射液	2ml：30mg	1
165	盐酸氟桂利嗪胶囊	5mg（以 $C_{26}H_{26}F_2N_2$ 计）	1
166	盐酸氟西汀胶囊	20mg（以氟西汀计）	1
167	盐酸环丙沙星片	0.25g（按环丙沙星计）	1
168	盐酸克林霉素胶囊	0.15g（按 $C_{18}H_{33}ClN_2O_5S$ 计）	2
		0.3g（按 $C_{18}H_{33}ClN_2O_5S$ 计）	1
169	盐酸拉贝洛尔注射液	10ml：50mg	1
170	盐酸罗哌卡因注射液	10ml：100mg	1
		10ml：20mg	1
		10ml：75mg	1
		20ml：150mg（按盐酸罗哌卡因计）	1
		20ml：200mg（按盐酸罗哌卡因计）	1
171	盐酸莫西沙星氯化钠注射液	250ml：莫西沙星 0.4g 与氯化钠 2.0g	4
172	盐酸帕罗西汀片	20mg	1
173	盐酸普拉克索片	0.25mg（按 $C_{10}H_{17}N_3S \cdot 2HCl \cdot H_2O$ 计）	1
		1.0mg（按 $C_{10}H_{17}N_3S \cdot 2HCl \cdot H_2O$ 计）	1
174	盐酸普萘洛尔片	10mg	2
175	盐酸曲美他嗪片	20mg	2
176	盐酸舍曲林片	50mg	1
177	盐酸坦索罗辛缓释胶囊	0.2mg	1
178	盐酸特比萘芬片	0.125g（按特比萘芬计）	2
		0.25g（以特比萘芬计）	1

续表

序号	药品名称	规格	企业数量
179	盐酸替罗非班氯化钠注射液	100ml: 盐酸替罗非班（按 $C_{22}H_{36}N_2O_5S$ 计）5mg 与氯化钠 0.9g	1
180	盐酸维拉帕米片	40mg	1
181	盐酸西替利嗪片	10mg	3
182	盐酸乙胺丁醇片	0.25g	3
183	盐酸异丙嗪片	12.5mg	1
		25mg	2
184	盐酸左布比卡因注射液	按 $C_{18}H_{28}N_2O$ 计 10ml：50mg	1
		按 $C_{18}H_{28}N_2O$ 计 5ml：37.5mg	1
185	盐酸左西替利嗪胶囊	5mg	1
186	盐酸左西替利嗪片	5mg	1
187	依巴斯汀片	10mg	1
188	依达拉奉注射液	20ml：30mg	1
189	依诺肝素钠注射液	0.2ml：20mg	1
		0.4ml：40mg	1
		0.6ml：60mg	1
		0.8ml：80mg	1
		1.0ml：100mg	1
190	依帕司他片	50mg	1
191	依西美坦片	25mg	1
192	异烟肼片	0.1g	5
193	吲达帕胺片	2.5mg	4
194	右佐匹克隆片	3mg	2
195	脂肪乳氨基酸（17）葡萄糖（11%）注射液	1440ml（20% 脂肪乳注射液 255ml；复方氨基酸注射液 300ml；11% 葡萄糖注射液 885ml）	1
		1920ml（20% 脂肪乳注射液 340ml；复方氨基酸注射液 400ml；11% 葡萄糖注射液 1180ml）	1

序号	药品名称	规格	企业数量
196	脂肪乳氨基酸（17）葡萄糖（19%）注射液	2053ml［脂肪乳注射液（20%）400ml；复方氨基酸注射液（11%，17AA）600ml；葡萄糖注射液（19%）1053ml］	1
197	注射用艾司奥美拉唑钠	20mg（按 $C_{17}H_{19}N_3O_3S$ 计）	1
		40mg（按 $C_{17}H_{19}N_3O_3S$ 计）	1
198	注射用奥美拉唑钠	20mg（以奥美拉唑计）	1
		40mg（以奥美拉唑计）	1
199	注射用比伐芦定	250mg	1
200	注射用更昔洛韦钠	按更昔洛韦计，0.5g	1
201	注射用兰索拉唑	30mg	2
202	注射用美罗培南	0.25g（按 $C_{17}H_{25}N_3O_5S$ 计）	1
		0.5g（按 $C_{17}H_{25}N_3O_5S$ 计）	1
		1.0g（按 $C_{17}H_{25}N_3O_5S$ 计）	1
203	注射用帕瑞昔布钠	20mg（按 $C_{19}H_{18}N_2O_4S$ 计）	4
		40mg（按 $C_{19}H_{18}N_2O_4S$ 计）	5
204	注射用泮托拉唑钠	40mg	3
		60mg（按 $C_{16}H_{15}F_2N_3O_4S$ 计）	2
		80mg（按 $C_{16}H_{15}F_2N_3O_4S$ 计）	2
205	注射用培美曲塞二钠	0.1g（按 $C_{20}H_{21}N_5O_6$ 计）	1
		0.2g（按 $C_{20}H_{21}N_5O_6$ 计）	2
		0.5g（按 $C_{20}H_{21}N_5O_6$ 计）	2
206	注射用硼替佐米	1.0mg	3
		3.5mg	3
207	注射用替加环素	50mg	1
208	注射用头孢地嗪钠	按 $C_{20}H_{20}N_6O_7S_4$ 计 0.25g	1
		按 $C_{20}H_{20}N_6O_7S_4$ 计 0.5g	1
		按 $C_{20}H_{20}N_6O_7S_4$ 计 1.0g	1
		按 $C_{20}H_{20}N_6O_7S_4$ 计 2.0g	1

续表

序号	药品名称	规格	企业数量
209	注射用头孢呋辛钠	按 $C_{16}H_{16}N_4O_8S$ 计算，1.5g	2
		按 $C_{16}H_{16}N_4O_8S$ 计算，0.75g	1
		按 $C_{16}H_{16}N_4O_8S$ 计算，1.0g	1
		按 $C_{16}H_{16}N_4O_8S$ 计算，2.0g	1
210	注射用头孢曲松钠	0.5g（按 $C_{18}H_{18}N_8O_7S_3$ 计）	1
		1.0g（按 $C_{18}H_{18}N_8O_7S_3$ 计）	1
		2.0g（按 $C_{18}H_{18}N_8O_7S_3$ 计）	1
211	注射用头孢他啶	0.5g（按 $C_{22}H_{22}N_6O_7S_2$ 计）	3
		1.0g（按 $C_{22}H_{22}N_6O_7S_2$ 计）	3
212	注射用头孢西丁钠	1.0g（以 $C_{16}H_{17}N_3O_7S_2$ 计）	1
213	注射用胸腺法新	1.6mg	1
214	注射用盐酸吉西他滨	0.2g（以 $C_9H_{11}F_2N_3O_4$ 计）	1
		1.0g（以 $C_9H_{11}F_2N_3O_4$ 计）	1
215	注射用盐酸瑞芬太尼	按 $C_{20}H_{28}N_2O_5$ 计 1mg	1
		按 $C_{20}H_{28}N_2O_5$ 计 2mg	1
		按 $C_{20}H_{28}N_2O_5$ 计 5mg	1
216	紫杉醇注射液	16.7ml：100mg	1
		5ml：30mg	1
217	左炔诺孕酮片	0.75mg	1
		1.5mg	1
218	左乙拉西坦片	0.25g	1
		0.5g	2
		1.0g	1
219	唑来膦酸注射液	100ml：5mg（按 $C_5H_{10}N_2O_7P_2$ 计）	1

附件 4　2020 年已批准上市药品纳入加快上市程序情况

序号	受理号	药品名称	附条件批准程序	优先审评审批程序	特别审批程序
1	CXHS1700022	苯环喹溴铵鼻喷雾剂		√	
2	CXHS1800007	盐酸可洛派韦胶囊		√	
3	CXHS1800020	盐酸拉维达韦片		√	
4	CXHS1800024	泽布替尼胶囊	√	√	
5	CXHS1800030	泽布替尼胶囊	√	√	
6	CXHS1800032	依达拉奉右莰醇注射用浓溶液		√	
7	CXHS1800035	注射用苯磺酸瑞马唑仑		√	
8	CXHS1800045	盐酸恩沙替尼胶囊	√	√	
9	CXHS1800046	盐酸恩沙替尼胶囊	√	√	
10	CXHS1900011	甲磺酸阿美替尼片	√	√	
11	CXHS1900013	注射用甲苯磺酸瑞马唑仑		√	
12	CXHS1900020	环泊酚注射液		√	
13	CXHS1900030	磷酸依米他韦胶囊		√	
14	CXHS1900033	氟唑帕利胶囊	√	√	
15	CXHS1900034	索凡替尼胶囊		√	
16	CXHS1900035	奥布替尼片	√	√	
17	CXHS1900036	注射用利培酮微球（Ⅱ）		√	
18	CXHS1900037	注射用利培酮微球（Ⅱ）		√	
19	CXHS1900038	注射用利培酮微球（Ⅱ）		√	
20	CXHS2000008	奥布替尼片	√	√	
21	CXHS2000009	甲苯磺酸尼拉帕利胶囊		√	
22	CXSS1700033	人凝血因子Ⅷ		√	

续表

序号	受理号	药品名称	附条件批准程序	优先审评审批程序	特别审批程序
23	CXSS1700034	A 群 C 群脑膜炎球菌多糖结合疫苗		√	
24	CXSS1700035	冻干鼻喷流感减毒活疫苗		√	
25	CXSS1800007	人凝血因子Ⅸ		√	
26	CXSS1800012	人凝血因子Ⅷ		√	
27	CXSS1800020	重组结核杆菌融合蛋白（EC）		√	
28	CXSS1800021	重组结核杆菌融合蛋白（EC）		√	
29	CXSS1800022	重组结核杆菌融合蛋白（EC）		√	
30	CXSS1800023	注射用伊尼妥单抗		√	
31	CXSS1800027	阿达木单抗注射液		√	
32	CXSS1900001	阿达木单抗注射液		√	
33	CXSS1900004	贝伐珠单抗注射液		√	
34	CXSS1900021	注射用曲妥珠单抗		√	
35	CXSS1900022	人凝血酶原复合物		√	
36	CXSS1900023	注射用卡瑞利珠单抗	√	√	
37	CXSS1900025	替雷利珠单抗注射液	√	√	
38	CXSS1900026	人凝血酶原复合物		√	
39	CXSS1900029	人凝血酶原复合物		√	
40	CXSS1900030	利妥昔单抗注射液		√	
41	CXSS1900034	注射用卡瑞利珠单抗		√	
42	CXSS1900035	注射用卡瑞利珠单抗		√	
43	CXSS1900037	人凝血酶原复合物		√	
44	CXZS1700007	桑枝总生物碱		√	
45	CXZS1700008	桑枝总生物碱片		√	
46	JXHS1800068	拉考沙胺口服溶液		√	
47	JXHS1800080	普拉曲沙注射液	√	√	
48	JXHS1900028	西尼莫德片		√	

续表

序号	受理号	药品名称	附条件批准程序	优先审评审批程序	特别审批程序
49	JXHS1900029	西尼莫德片		√	
50	JXHS1900045	马来酸阿伐曲泊帕片		√	
51	JXHS1900086	乙磺酸尼达尼布软胶囊		√	
52	JXHS1900088	乙磺酸尼达尼布软胶囊		√	
53	JXHS1900090	曲美替尼片		√	
54	JXHS1900091	曲美替尼片		√	
55	JXHS1900092	甲磺酸达拉非尼胶囊		√	
56	JXHS1900093	甲磺酸达拉非尼胶囊		√	
57	JXHS1900109	氯化镭 [223Ra] 注射液		√	
58	JXHS1900111	他克莫司颗粒		√	
59	JXHS1900112	他克莫司颗粒		√	
60	JXHS1900114	多拉韦林片		√	
61	JXHS1900115	多拉米替片		√	
62	JXHS1900117	氯苯唑酸软胶囊		√	
63	JXHS1900118	枸橼酸西地那非片		√	
64	JXHS1900144	阿贝西利片		√	
65	JXHS1900145	阿贝西利片		√	
66	JXHS1900146	阿贝西利片		√	
67	JXHS1900151	来那度胺胶囊		√	
68	JXHS1900152	来那度胺胶囊		√	
69	JXHS1900153	来那度胺胶囊		√	
70	JXHS1900156	阿帕他胺片		√	
71	JXHS1900163	恩扎卢胺软胶囊		√	
72	JXHS1900168	恩曲他滨替诺福韦片		√	
73	JXHS1900175	氘丁苯那嗪片		√	
74	JXHS1900176	氘丁苯那嗪片		√	

续表

序号	受理号	药品名称	附条件批准程序	优先审评审批程序	特别审批程序
75	JXHS1900177	氘丁苯那嗪片		√	
76	JXHS1900178	氘丁苯那嗪片		√	
77	JXHS1900179	氘丁苯那嗪片		√	
78	JXHS1900180	氘丁苯那嗪片		√	
79	JXHS2000002	维奈克拉片	√	√	
80	JXHS2000003	维奈克拉片		√	
81	JXHS2000004	维奈克拉片		√	
82	JXHS2000020	普乐沙福注射液	√		
83	JXHS2000032	左乙拉西坦注射用浓溶液		√	
84	JXSS1800016	阿加糖酶 α 注射用浓溶液		√	
85	JXSS1800043	阿达木单抗注射液		√	
86	JXSS1900012	注射用恩美曲妥珠单抗		√	
87	JXSS1900013	注射用恩美曲妥珠单抗		√	
88	JXSS1900014	西妥昔单抗注射液		√	
89	JXSS1900015	注射用维布妥昔单抗		√	
90	JXSS1900025	司库奇尤单抗注射液		√	
91	JXSS1900037	纳武利尤单抗注射液		√	
92	JXSS1900038	纳武利尤单抗注射液		√	
93	JXSS1900039	注射用重组人凝血因子Ⅷ		√	
94	JXSS1900040	注射用重组人凝血因子Ⅷ		√	
95	JXSS1900041	注射用重组人凝血因子Ⅷ		√	
96	JXSS1900042	注射用重组人凝血因子Ⅷ		√	
97	JXSS1900044	帕博利珠单抗注射液		√	
98	JXSS1900046	艾度硫酸酯酶 β 注射液		√	
99	JXSS1900060	注射用贝林妥欧单抗	√	√	
100	JXSS2000002	阿替利珠单抗注射液		√	

序号	受理号	药品名称	附条件批准程序	优先审评审批程序	特别审批程序
101	JXSS2000003	注射用贝利尤单抗		√	
102	JXSS2000004	注射用贝利尤单抗		√	
103	JXSS2000010	帕博利珠单抗注射液		√	
104	CYHS1700012	注射用甲磺酸萘莫司他		√	
105	CYHS1700013	注射用甲磺酸萘莫司他		√	
106	CYHS1700282	艾司奥美拉唑镁肠溶胶囊		√	
107	CYHS1700283	艾司奥美拉唑镁肠溶胶囊		√	
108	CYHS1700408	盐酸阿芬太尼注射液		√	
109	CYHS1700409	盐酸阿芬太尼注射液		√	
110	CYHS1700410	盐酸阿芬太尼注射液		√	
111	CYHS1700417	枸橼酸舒芬太尼注射液		√	
112	CYHS1700451	拉莫三嗪片		√	
113	CYHS1700452	拉莫三嗪片		√	
114	CYHS1700453	左乙拉西坦片		√	
115	CYHS1700454	左乙拉西坦片		√	
116	CYHS1700548	阿仑膦酸钠片		√	
117	CYHS1700687	盐酸西那卡塞片		√	
118	CYHS1800006	环孢素滴眼液（Ⅱ）		√	
119	CYHS1800050	恩替卡韦片		√	
120	CYHS1800051	恩替卡韦片		√	
121	CYHS1800071	阿立哌唑片		√	
122	CYHS1800072	阿立哌唑片		√	
123	CYHS1800073	阿立哌唑片		√	
124	CYHS1800093	格隆溴铵注射液		√	
125	CYHS1800096	塞来昔布胶囊		√	
126	CYHS1800097	塞来昔布胶囊		√	

续表

序号	受理号	药品名称	附条件批准程序	优先审评审批程序	特别审批程序
127	CYHS1800104	恩替卡韦片		√	
128	CYHS1800105	恩替卡韦片		√	
129	CYHS1800108	孟鲁司特钠片		√	
130	CYHS1800109	孟鲁司特钠咀嚼片		√	
131	CYHS1800110	孟鲁司特钠咀嚼片		√	
132	CYHS1800123	盐酸伐地那非片		√	
133	CYHS1800124	盐酸伐地那非片		√	
134	CYHS1800133	左乙拉西坦缓释片		√	
135	CYHS1800134	左乙拉西坦缓释片		√	
136	CYHS1800136	利格列汀二甲双胍片（Ⅰ）		√	
137	CYHS1800137	利格列汀二甲双胍片（Ⅱ）		√	
138	CYHS1800138	利格列汀二甲双胍片（Ⅲ）		√	
139	CYHS1800142	奥美沙坦酯氢氯噻嗪片		√	
140	CYHS1800143	奥美沙坦酯氢氯噻嗪片		√	
141	CYHS1800144	奥美沙坦酯氢氯噻嗪片		√	
142	CYHS1800148	奥氮平片		√	
143	CYHS1800161	奥氮平口崩片		√	
144	CYHS1800162	利格列汀片		√	
145	CYHS1800170	头孢地尼胶囊		√	
146	CYHS1800171	瑞舒伐他汀钙片		√	
147	CYHS1800187	泊马度胺胶囊		√	
148	CYHS1800188	泊马度胺胶囊		√	
149	CYHS1800189	西格列汀二甲双胍片（Ⅱ）		√	
150	CYHS1800190	西格列汀二甲双胍片（Ⅲ）		√	
151	CYHS1800199	匹伐他汀钙片		√	
152	CYHS1800215	盐酸美金刚片		√	

续表

序号	受理号	药品名称	附条件批准程序	优先审评审批程序	特别审批程序
153	CYHS1800216	达比加群酯胶囊		√	
154	CYHS1800217	达比加群酯胶囊		√	
155	CYHS1800223	奥氮平片		√	
156	CYHS1800224	奥氮平片		√	
157	CYHS1800226	塞来昔布胶囊		√	
158	CYHS1800227	塞来昔布胶囊		√	
159	CYHS1800268	阿托伐他汀钙片		√	
160	CYHS1800269	阿托伐他汀钙片		√	
161	CYHS1800273	硫酸氢氯吡格雷片		√	
162	CYHS1800296	盐酸曲美他嗪缓释片		√	
163	CYHS1800303	替格瑞洛片		√	
164	CYHS1800359	苯甲酸阿格列汀片		√	
165	CYHS1800360	苯甲酸阿格列汀片		√	
166	CYHS1800361	苯甲酸阿格列汀片		√	
167	CYHS1800369	厄贝沙坦氢氯噻嗪片		√	
168	CYHS1800456	盐酸美金刚片		√	
169	CYHS1800457	盐酸美金刚片		√	
170	CYHS1800473	阿那曲唑片		√	
171	CYHS1800489	恩替卡韦口服溶液		√	
172	CYHS1800496	曲前列尼尔注射液		√	
173	CYHS1900010	盐酸乐卡地平片		√	
174	CYHS1900032	布洛芬缓释胶囊		√	
175	CYHS1900054	瑞舒伐他汀钙片		√	
176	CYHS1900055	瑞舒伐他汀钙片		√	
177	CYHS1900056	盐酸二甲双胍片		√	
178	CYHS1900057	盐酸二甲双胍片		√	

续表

序号	受理号	药品名称	附条件批准程序	优先审评审批程序	特别审批程序
179	CYHS1900059	苯磺顺阿曲库铵注射液		√	
180	CYHS1900063	盐酸二甲双胍片		√	
181	CYHS1900083	氟维司群注射液		√	
182	CYHS1900084	泼尼松片		√	
183	CYHS1900085	泼尼松片		√	
184	CYHS1900086	泼尼松片		√	
185	CYHS1900100	普瑞巴林胶囊		√	
186	CYHS1900101	普瑞巴林胶囊		√	
187	CYHS1900113	富马酸喹硫平缓释片		√	
188	CYHS1900114	富马酸喹硫平缓释片		√	
189	CYHS1900124	阿卡波糖片		√	
190	CYHS1900129	左乙拉西坦注射用浓溶液		√	
191	CYHS1900135	注射用丹曲林钠		√	
192	CYHS1900139	拉考沙胺注射液		√	
193	CYHS1900193	盐酸二甲双胍缓释片		√	
194	CYHS1900194	盐酸二甲双胍缓释片		√	
195	CYHS1900203	盐酸安非他酮缓释片		√	
196	CYHS1900204	盐酸安非他酮缓释片		√	
197	CYHS1900205	盐酸安非他酮缓释片		√	
198	CYHS1900218	阿卡波糖片		√	
199	CYHS1900227	头孢地尼颗粒		√	
200	CYHS1900283	孟鲁司特钠咀嚼片		√	
201	CYHS1900295	注射用培美曲塞二钠		√	
202	CYHS1900296	注射用培美曲塞二钠		√	
203	CYHS1900318	孟鲁司特钠咀嚼片		√	
204	CYHS1900454	硫酸氢氯吡格雷片		√	

续表

序号	受理号	药品名称	附条件批准程序	优先审评审批程序	特别审批程序
205	CYHS1900477	注射用比伐芦定		√	
206	CYHS1900485	盐酸度洛西汀肠溶胶囊		√	
207	CYHS1900486	盐酸度洛西汀肠溶胶囊		√	
208	CYHS1900487	盐酸度洛西汀肠溶胶囊		√	
209	CYHS1900525	瑞舒伐他汀钙片		√	
210	CYHS1900526	瑞舒伐他汀钙片		√	
211	CYHS1900557	注射用盐酸苯达莫司汀		√	
212	CYHS1900558	注射用盐酸苯达莫司汀		√	
213	CYHS1900666	磷酸西格列汀片		√	
214	CYHS1900667	磷酸西格列汀片		√	
215	CYHS1900668	磷酸西格列汀片		√	
216	CYHS1900682	紫杉醇注射液		√	
217	CYHS1900683	紫杉醇注射液		√	
218	JXHS1900037	硫酸氢氯吡格雷片		√	
219	—	新型冠状病毒灭活疫苗（Vero 细胞）	√		√
220	—	连花清瘟胶囊			√
221	—	连花清瘟颗粒			√
222	—	金花清感颗粒			√
223	—	血必净注射液			√

注：1. 该附件按照受理号进行统计。

2. 突破性治疗药物程序内暂无通过技术审评的注册申请，因此表中不列示。

3. 新冠病毒疫苗药物受理号不对外公开。

附件 5　2020 年临床试验阶段纳入突破性治疗通道的药物情况

序号	药品名称	纳入突破性治疗药物程序的原因	拟定适应症
1	YY-20394 片	1. 中国目前尚没有针对该适应症的产品获批上市，也没有 PI3K 抑制剂上市 2. 本品针对拟申报适应症人群已经获得超过 50 例受试者的有效性数据，超过 20 例受试者治疗时长超过 6 个月，有效性结果远优于已在境外获批相同适应症的同类产品	用于既往接受至少二线治疗后复发难治的 FL 患者
2	注射用普那布林浓溶液	1. 本品为治疗拟申报适应症的全新机制产品 2. Ⅲ期研究数据中期分析结果获得显著优于对照组的结果 3. 本品相比于传统的治疗药物，有效降低骨痛的发生率，具有安全性优势	与粒细胞集落刺激因子（G-CSF）联用，用于非髓性恶性肿瘤患者中骨髓抑制性抗癌药物引起的重度中性粒细胞减少症（CIN）
3	TAK-788 胶囊	1. 本品拟定适应症为 EGFR 第 20 外显子插入突变的晚期非小细胞肺癌，无有效治疗药物获批 2. 本品前期有效性数据较历史数据显著提高，复发难治患者中具有较高的客观缓解率和持久的缓解持续时间	用于治疗既往至少接受过一次全身化疗的携带表皮生长因子受体（EGFR）20 号外显子插入突变的局部晚期或转移性非小细胞肺癌（NSCLC）患者
4	JNJ-61186372 注射液	1. 本品拟定适应症为 EGFR 第 20 外显子插入突变的晚期非小细胞肺癌，无有效治疗药物获批 2. 本品前期有效性数据较历史数据显著提高，复发难治患者中具有较高的客观缓解率和持久的缓解持续时间，本品基于相同数据已于境外监管机构获得 BTD 认定	用于治疗含铂双药化疗期间或之后进展，或对含铂化疗不耐受的 EGFR20 号外显子插入突变的转移性或手术不可切除的 NSCLC 患者
5	AK104 注射液	用于治疗末线宫颈癌，本品现有有效性数据体现出突出的治疗效果	用于既往含铂治疗期间或治疗后疾病进展的复发或转移性宫颈鳞癌（含腺鳞癌）

续表

序号	药品名称	纳入突破性治疗药物程序的原因	拟定适应症
6	苹果酸法米替尼胶囊	用于治疗末线宫颈癌，本品联合治疗现有有效性数据体现出突出的治疗效果	用于注射用卡瑞利珠单抗联合苹果酸法米替尼胶囊治疗经过一线级以上治疗失败的复发转移性宫颈癌
7	注射用卡瑞利珠单抗	用于治疗末线宫颈癌，本品联合治疗现有有效性数据体现出突出的治疗效果	用于注射用卡瑞利珠单抗联合苹果酸法米替尼胶囊治疗经过一线级以上治疗失败的复发转移性宫颈癌
8	注射用重组人源化抗 HER2 单抗 -MMAE 偶联剂	本品拟定适应症 HER-2 阳性复发难治尿路上皮癌，本品单药较历史数据具有显著提高的客观缓解率	用于 HER2 过表达局部晚期或转移性尿路上皮癌患者（包括膀胱、输尿管、肾盂及尿道来源），且为既往经过化疗失败后进展的患者。HER2 过表达定义为经 IHC 检测原发灶或转移灶肿瘤组织 HER2 表达为 IHC 2+ 或 IHC 3+
9	DZD9008 片	1. 本品拟定适应症为 EGFR 第 20 外显子插入突变的晚期非小细胞肺癌，无有效治疗药物获批 2. 本品前期有效性数据较历史数据显著提高，复发难治患者中具有较高的客观缓解率，且在同靶点产品耐药患者中显示出初步疗效	用于既往至少接受过一次全身化疗的携带表皮生长因子受体（EGFR）20 号外显子插入突变的局部晚期或转移性非小细胞肺癌（NSCLC）
10	西奥罗尼胶囊	1. 本品拟定适应症复发难治的广泛期小细胞肺癌属于难治疾病背景 2. 本品当前有效性数据突出，与历史数据对照具有较高的客观缓解率和无进展生存期	用于西奥罗尼胶囊单药治疗经过 2 线系统化疗方案治疗后疾病进展或复发的小细胞肺癌
11	BLU-667 胶囊	1. 本品拟定的 RET 融合阳性甲状腺髓样癌属于难治疾病背景 2. 本品当前有效性数据突出，与历史数据对照具有较高的客观缓解率和持久的缓解持续时间	用于转染重排（RET）突变阳性的晚期或转移性甲状腺髓样癌（MTC）患者的系统性治疗

续表

序号	药品名称	纳入突破性治疗药物程序的原因	拟定适应症
12	DS-8201a	1. 本品目标适应症为既往接受过一种或一种以上治疗方案的 HER2 阳性局部晚期或转移性胃或食管胃结合部（GEJ）腺癌，疾病符合当前 BTD 程序的情形 2. 本品疗效突出，与胃癌二线治疗历史对照数据相比具有较为突出的疗效优势	用于既往接受过一种或一种以上治疗方案的 HER2 阳性局部晚期或转移性胃或食管胃结合部（GEJ）腺癌成人患者
13	AK0529 肠溶胶囊	呼吸道合胞病毒引起的重症支气管肺炎可危及生命。目前国内尚无有效治疗手段，该药物已有临床试验数据显示，与安慰剂相比，显著提高了疗效	用于呼吸道合胞病毒感染引起的上呼吸道感染和下呼吸道感染，包括病毒性支气管炎和肺炎
14	Nefecon 缓释胶囊	原发性 IgA 肾病（IgAN）严重影响生存质量，尚无有效治疗手段。本品已有的临床试验数据显示，与安慰剂相比，在重要临床结局上具有显著临床意义的疗效	用于原发性 IgA 肾病（IgAN）
15	TQJ230 注射液	心血管疾病严重危及生命。脂蛋白（a）水平由遗传因素决定，是心血管疾病的独立危险因素之一。目前，尚无针对该指标的药物获准上市。本品已有临床试验数据显示，与安慰剂相比，显著降低脂蛋白（a）水平	通过降低脂蛋白（a）水平减少心血管疾病的风险
16	PF-06651600 片	斑秃（包括全秃）是严重影响生存质量的疾病，目前缺乏有效治疗手段，本品境外 Ⅱa 期数据初步显示其可显著提高此类患者生存质量	用于 ≥ 12 岁斑秃患者（包括全秃 [AT] 和普秃 [AU]）的治疗
17	BN101 片	慢性移植物抗宿主病属于严重影响生存质量的疾病，且尚无有效防治手段。本品已完成的 Ⅱ 期临床试验结果提示其用于治疗经过 ≥ 2 线系统性治疗失败后的慢性移植物抗宿主病的总体缓解率为 65%	用于至少经过一线系统治疗的慢性移植物抗宿主病（Chronic Graft Versus Host Disease,cGVHD）患者的治疗
18	LCAR-B38M CAR-T 细胞自体回输制剂（简称：LCAR-B38M 细胞制剂）	符合以下条件：1. 拟申请适应症为经过至少 3 线且至少包括一种 PI 和一种 IMiD 治疗后疾病进展的多发性骨髓瘤，为病情严重危及患者生命的疾病。2. 目前该疾病在临床无有效治疗手段，本品现有临床试验数据显示，本品能提供有效治疗手段，显著提高临床疗效	用于单药治疗复发或难治性多发性骨髓瘤成人患者，患者既往接受过至少三线治疗，其中包括至少一种蛋白酶体抑制剂和至少一种免疫调节剂

续表

序号	药品名称	纳入突破性治疗药物程序的原因	拟定适应症
19	JWCAR029（CD19 靶向嵌合抗原受体 T 细胞）	用于防治严重危及生命或者严重影响生存质量的疾病；与现有治疗手段相比，该药物具有明显临床优势	用于复发或难治性滤泡淋巴瘤
20	CT053 全人抗 BCMA 自体 CAR T 细胞注射液	1. 拟申请适应症为经过至少 3 线且至少包括一种 PI 和一种 IMiD 治疗后疾病进展的多发性骨髓瘤，为病情严重危及患者生命的疾病 2. 目前该疾病在临床无有效治疗手段，本品现有临床试验数据显示，本品能提供有效治疗手段，显著提高临床疗效	用于复发难治多发性骨髓瘤
21	抗 CD19 嵌合抗原受体 T 细胞注射液	1. 该品种所针对的适应症属于严重危及生命的疾病 2. 该疾病目前尚无有效治疗手段，存在未满足的临床需求。本品已有的注册 I 期临床试验的数据，与良好证据的历史对照相比，该品种在主要临床结局（ORR）上能显著提高疗效疗效	用于复发或难治性急性淋巴细胞白血病
22	Copanlisib 注射用冻干制剂 *	1. 中国目前尚没有针对该适应症的产品获批上市 2. 现有数据显示，本品可获得显著高于现有治疗手段历史数据的 ORR 3. 本品治疗相应适应症已经获得美国 FDA 授予突破性治疗药物资质	用于治疗既往接受过至少两线治疗的复发性边缘区淋巴瘤（MZL）成人患者
23	Uproleselan 注射液 *	1. 本品为治疗拟申报适应症的全新机制产品 2. II 期研究中，66 例复发难治患者接受了本品联合 MEC 方案治疗，不区分既往是否已经接受移植，CR+CRi 率、CR 率、MRD 阴性率和中位 OS 均相对于 MEC 方案历史数据有显著的改善 3. 联合本品治疗后，口腔黏膜炎或重度口腔黏膜炎的发生率得到改善 4. 本品相同适应症获美国 FDA 授予 BTD	用于成人复发或难治性急性髓系白血病（AML）

注："*" 为公示日期截止为 2020 年 12 月 31 日的品种，根据程序在 2021 年纳入突破性治疗程序，因此不纳入到 2020 年的统计范围。

附件 6　2020 年发布的技术指导原则

序号	名称	内容简介
1	真实世界证据支持药物研发与审评的指导原则（试行）（国家药监局通告 2020 年第 1 号）	旨在厘清药物研发和监管决策中真实世界证据的相关定义，指导真实世界数据收集以及适用性评估，明确真实世界证据在药物监管决策中的地位和适用范围，探究真实世界证据的评价原则，为工业界和监管部门利用真实世界证据支持药物监管决策提供参考意见
2	化学药物中亚硝胺类杂质研究技术指导原则（试行）（国家药监局药审中心通告 2020 年第 1 号）	为了保证药品的安全和质量可控，实现有效的风险控制，特制定本技术指导原则，旨在为注册申请上市以及已上市化学药品中亚硝胺类杂质的研究和控制提供指导
3	化学药品注射剂仿制药质量和疗效一致性评价技术要求（国家药监局药审中心通告 2020 年第 2 号）	旨在加强对化学药品注射剂仿制药质量和疗效一致性评价工作的指导
4	化学药品注射剂（特殊注射剂）仿制药质量和疗效一致性评价技术要求（国家药监局药审中心通告 2020 年第 2 号）	旨在加强对化学药品注射剂仿制药质量和疗效一致性评价工作的指导
5	化学药品注射剂仿制药质量和疗效一致性评价申报资料要求（国家药监局药审中心通告 2020 年第 2 号）	旨在加强对化学药品注射剂仿制药质量和疗效一致性评价工作的指导
6	利拉鲁肽注射液生物类似药临床试验设计指导原则（国家药监局药审中心通告 2020 年第 3 号）	在生物类似药指导原则基础上，结合药物研究进展、相关的技术指导原则及目前沟通交流经验，形成的对利拉鲁肽生物类似药临床研究策略和临床试验设计的建议，供药物研发的申办者和研究者参考
7	新冠肺炎疫情期间药物临床试验管理指导原则（试行）（国家药监局药审中心通告 2020 年第 13 号）	旨在对疫情期间应急批准的新冠肺炎药物（包括疫苗）临床试验和其他在研药物临床试验提出建议，供申办者和研究者参考

续表

序号	名称	内容简介
8	利妥昔单抗注射液生物类似药临床试验指导原则（国家药监局药审中心通告2020 年第 14 号）	为进一步明确技术审评标准，提高企业研发效率，在原国家食品药品监督管理总局已发布的《生物类似药研发与评价技术指导原则（试行）》基础上，结合利妥昔单抗的特点，重点探讨当前普遍关注的临床研究策略和临床试验设计问题，以期为国内利妥昔单抗生物类似药的临床研发提供参考
9	注射用曲妥珠单抗生物类似药临床试验指导原则（国家药监局药审中心通告2020 年第 15 号）	在原国家食品药品监督管理总局已发布的《生物类似药研发与评价技术指导原则（试行）》基础上，结合该品种的特点，对曲妥珠单抗生物类似药的临床试验策略和方案设计要点进行探讨，以期为研发相关人员提供参考
10	药物临床试验数据递交指导原则（试行）（国家药监局药审中心通告2020 年第 16 号）	旨在对临床试验数据递交的内容及格式提出了具体要求，旨在指导申办方规范递交临床试验数据及相关资料，同时有助于数据管理、统计分析等相关从业人员更好地开展临床试验中的相关工作
11	药物临床试验非劣效设计指导原则（国家药监局药审中心通告2020 年第 17 号）	旨在阐述非劣效试验的应用条件、设计要点、非劣效界值设定、统计推断以及其他监管考虑等方面内容，以指导临床试验各相关方能够正确地认识、实施和评价非劣效试验
12	阿达木单抗注射液生物类似药临床试验指导原则（国家药监局药审中心通告2020 年第 18 号）	在原国家食品药品监督管理总局已发布的《生物类似药研发与评价技术指导原则（试行）》基础上，结合阿达木单抗的特点，重点探讨当前普遍关注的临床研究策略和临床试验设计问题，以期为阿达木单抗生物类似药的临床研发提供参考
13	贝伐珠单抗注射液生物类似药临床试验指导原则（国家药监局药审中心通告2020 年第 19 号）	结合安维汀特点，撰写了本技术指导原则，将以审评视角，讨论贝伐珠单抗生物类似药的临床试验方案设计及审评考虑，以期规范和促进我国贝伐珠单抗生物类似药的研发
14	新型冠状病毒预防用疫苗研发技术指导原则（试行）（国家药监局药审中心通告2020 年第 21 号）	结合近期疫苗研发中出现的新问题、疫苗研发工作的新需求，指导申请人开展相关研究工作

续表

序号	名称	内容简介
15	新型冠状病毒预防用 mRNA 疫苗药学研究技术 指导原则（试行） （国家药监局药审中心通告 2020 年第 21 号）	用于指导应急状态下 mRNA 疫苗研制，明确现阶段 对 mRNA 疫苗研发技术的基本要求
16	新型冠状病毒预防用疫苗 非临床有效性研究与评价 技术要点（试行） （国家药监局药审中心通告 2020 年第 21 号）	用于指导应急状态下新冠疫苗研制，明确现阶段对新 冠疫苗药效学评价的基本要求
17	新型冠状病毒预防用疫苗 临床研究技术指导原则 （试行） （国家药监局药审中心通告 2020 年第 21 号）	用于指导应急状态下新冠疫苗研制，指导现阶段对新 冠疫苗临床研究的基本要求
18	新型冠状病毒预防用疫苗 临床评价指导原则 （试行） （国家药监局药审中心通告 2020 年第 21 号）	用于指导应急状态下新冠疫苗研制，明确现阶段对新 冠疫苗临床评价的基本要求
19	真实世界研究支持儿童药物 研发与审评的技术指导原则 （试行） （国家药监局药审中心通告 2020 年第 22 号）	着重介绍现阶段真实世界研究支持我国儿童药物研发 时的常见情形及关注点，有关真实世界研究的基础概 念、基本原则、研究设计及统计方法学等内容
20	急性淋巴细胞白血病药物 临床试验中检测微小残留病的 技术指导原则 （国家药监局药审中心通告 2020 年第 23 号）	针对在我国研发的急性淋巴细胞白血病（Acute lymphoblastic leukemia，ALL）新药，对临床研究尤 其关键性注册临床研究中进行微小残留病（Minimal residual disease，MRD）检测提出观点和建议，适用 于在成人和儿童 ALL 人群中开展的临床研究，供药 物研发的申请人和研究者参考
21	新型冠状病毒中和抗体类 药物申报临床药学研究与 技术资料要求指导原则 （试行） （国家药监局药审中心通告 2020 年第 24 号）	适用于新冠中和抗体类药物申报临床阶段的药学研 究。新冠中和抗体类药物以基因重组技术制备的单克 隆抗体为主，也包括抗体片段、Fc 融合蛋白、双特异 性抗体等。此类抗体药物有可能单独或联合用于新冠 肺炎的治疗与预防

续表

序号	名称	内容简介
22	年龄相关性黄斑变性治疗药物临床研究技术指导原则（国家药监局药审中心通告2020 年第 25 号）	旨在为治疗年龄相关性黄斑变性的化学药物和生物制品的开发提供有关临床试验设计、实施和评价的方法学指导
23	药物临床试验数据监查委员会指导原则（试行）（国家药监局药审中心通告2020 年第 27 号）	主要阐述临床试验数据监查委员会（Data Monitoring Committee, DMC）在临床试验中的职责、任务和组成，以及 DMC 运行过程中的操作规范和统计学考虑，并强调 DMC 的独立性以及对利益冲突的规避原则，旨在为申办者提供 DMC 建立与实施的指导性建议，以确保 DMC 的规范运作和顺利实施
24	急性细菌性皮肤及皮肤结构感染抗菌药物临床试验技术指导原则（国家药监局药审中心通告2020 年第 28 号）	为针对拟用于急性细菌性皮肤及皮肤结构感染药物临床试验提供更加精准的技术指导，解决临床试验中的重点问题，规范其临床试验，保证数据完整性，为注册申请人、临床试验研究者在规划、设计、实施临床试验中提供技术指导
25	社区获得性细菌性肺炎抗菌药物临床试验技术指导原则（国家药监局药审中心通告2020 年第 28 号）	为针对拟用于社区获得性细菌性肺炎抗菌药物临床试验提供更加精准的技术指导，解决临床试验中的重点问题，规范其临床试验，保证数据完整性，为注册申请人、临床试验研究者在规划、设计、实施临床试验中提供技术指导
26	境外已上市境内未上市药品临床技术要求（国家药监局药审中心通告2020 年第 29 号）	为加快境外已上市境内未上市原研药品及仿制药品研发上市进程，依据《药品注册管理办法》及其配套文件，结合《国家药监局关于发布接受药品境外临床试验数据的技术指导原则的通告》（2018 年第 52 号），制定对此类药品临床研究和评价的技术要求
27	放射性体内诊断药物临床评价技术指导原则（国家药监局药审中心通告2020 年第 30 号）	用于在单光子发射计算机断层扫描（SPECT）、正电子发射断层扫描（PET）等核医学检查中使用的放诊药物，主要针对放诊药物与非放射性治疗药物在临床研发中不同的关注点进行说明
28	中药新药用药材质量控制研究技术指导原则（试行）（国家药监局药审中心通告2020 年第 31 号）	包括药材基原与药用部位、产地、种植养殖、采收与产地加工、包装与贮藏及质量标准等内容，旨在为中药新药用药材的质量控制研究提供参考
29	中药新药用饮片炮制研究指导原则（国家药监局药审中心通告2020 年第 31 号）	包括炮制工艺、炮制用辅料、饮片标准、包装与贮藏等内容，旨在为中药新药用饮片炮制的研究提供参考

续表

序号	名称	内容简介
30	中药新药质量标准研究技术 指导原则 （国家药监局药审中心通告 2020 年第 31 号）	旨在为我国中药新药质量标准研究提供技术指导，重点阐述中药新药质量标准研究及质量标准制定的基本要求，天然药物的质量标准研究也可参照本指导原则
31	化学药品注射剂包装系统 密封性研究技术指南（试行） （国家药监局药审中心通告 2020 年第 33 号）	参考国内外相关技术指导原则和标准起草制订，重点对注射剂包装系统密封性检查方法的选择和验证进行阐述，旨在促进现阶段化学药品注射剂的研究和评价工作的开展
32	化学药品注射剂生产所用的 塑料组件系统相容性 研究技术指南 （国家药监局药审中心通告 2020 年第 33 号）	旨在阐述一种基于科学和风险的研究思路来开展注射剂生产过程中使用的塑料组件系统的相容性研究。制剂申请人作为第一责任主体，对确保生产使用的塑料组件系统符合预期用途负有最终责任
33	化学仿制药口服片剂功能性 刻痕设计和研究 技术指导原则 （国家药监局药审中心通告 2020 年第 35 号）	为进一步完善化学仿制药研究和申报的技术要求，现参考各国监管机构相关的技术要求并结合中国药典及国内仿制药研发与生产现状而制定
34	盐酸多柔比星脂质体注射液 仿制药研究技术指导原则 （试行） （国家药监局药审中心通告 2020 年第 36 号）	根据采用硫酸铵梯度法制备的盐酸多柔比星脂质体注射液的制剂特点，提出仿制药开发过程中药学研究、非临床研究和生物等效性研究的技术要求，旨在为该仿制药的研发提供技术指导
35	注射用紫杉醇（白蛋白结合型） 仿制药研究技术指导原则 （国家药监局药审中心通告 2020 年第 36 号）	结合注射用紫杉醇（白蛋白结合型）的制剂特点，提出仿制药开发过程中药学研究、非临床研究和生物等效性研究的技术要求，旨在为该仿制药的研发提供技术指导
36	中药新药研究各阶段药学 研究技术指导原则 （试行） （国家药监局药审中心通告 2020 年第 37 号）	主要针对中药新药申请临床试验、Ⅲ期临床试验前、申请上市许可及上市后研究各阶段需要完成的药学主要研究内容提出基本要求，为中药新药研究提供参考
37	中药均一化研究 技术指导原则（试行） （国家药监局药审中心通告 2020 年第 38 号）	旨在减少中药材的质量差异导致的中药制剂质量波动，提高中药制剂批间质量一致性

续表

序号	名称	内容简介
38	中药新药研究过程中沟通交流会的药学资料要求（试行）（国家药监局药审中心通告2020 年第 39 号）	旨在为申请人准备中药新药研究过程中沟通交流会的药学资料提供指导
39	《化学药品创新药 I 期临床试验申请药学共性问题相关技术要求》和《化学药品 I 期临床试验申请药学研究信息汇总表（修订版）》（国家药监局药审中心通告2020 年第 40 号）	结合审评中发现部分创新药 I 期临床试验申请仍然存在一些安全性内容相关的药学问题。为了更好地实施《国家药品监督管理局关于调整药物临床试验审评审批程序的公告》（2018 年第 50 号），促进创新药的研究和开发，本技术要求对创新药 I 期临床试验申请药学共性问题进行总结，以供申请人参考
40	药品附条件批准上市技术指导原则（试行）（国家药监局药审中心通告2020 年第 41 号）	旨在鼓励以临床价值为导向的药物创新，加快具有突出临床价值的临床急需药品上市，规范药品附条件批准相关技术要求
41	中药复方制剂生产工艺研究技术指导原则（试行）（国家药监局药审中心通告2020 年第 43 号）	主要用于指导申请人开展以中药饮片为原料的中药复方制剂生产工艺研究。主要内容包括前处理研究、提取纯化与浓缩干燥研究、成型研究、包装选择研究、中试研究、商业规模生产研究、工艺验证等
42	晚期肝细胞癌临床试验终点技术指导原则（国家药监局药审中心通告2020 年第 44 号）	旨在阐述当前晚期肝细胞癌临床试验终点的一般性设计与审评考虑，期望为抗肿瘤药物研发人员在晚期肝细胞癌（hepatocellular carcinoma, HCC）临床试验设计和终点选择方面提供参考，提高研发效率，使患者早日获益
43	GnRH 激动剂用于晚期前列腺癌临床试验设计指导原则（国家药监局药审中心通告2020 年第 45 号）	针对我国在研的 GnRH 激动剂晚期前列腺癌适应症的临床研究设计提出建议，供申请人和研究者参考。本技术指导原则不涵盖 GnRH 抑制剂的临床研究设计
44	单臂试验支持上市的抗肿瘤药上市许可申请前临床方面沟通交流技术指导原则（国家药监局药审中心通告2020 年第 46 号）	旨在保障抗肿瘤药以充分科学依据开展关键单臂试验，帮助申请人提高研发效率并与中心更高效地沟通，以期为计划以单臂试验支持上市的抗肿瘤药进入上市许可申请前临床方面沟通交流提供资料准备建议和技术指导

续表

序号	名称	内容简介
45	单臂试验支持上市的抗肿瘤药进入关键试验前临床方面沟通交流技术指导原则（国家药监局药审中心通告 2020 年第 47 号）	旨在保障抗肿瘤药以充分科学依据开展关键单臂试验，帮助申请人提高研发效率并与中心更高效地沟通，以期为计划以单臂试验支持上市的抗肿瘤药进入关键试验（即支持药品上市许可申请的临床试验）前临床方面沟通交流提供资料准备建议和技术指导
46	经口吸入制剂仿制药生物等效性研究指导原则（国家药监局药审中心通告 2020 年第 49 号）	根据经口吸入制剂的特殊性，提出在仿制药开发时进行药学和人体生物等效性研究的方法，旨在为经口吸入制剂仿制药的研发提供技术指导
47	中药生物效应检测研究技术指导原则（试行）（国家药监局药审中心通告 2020 年第 50 号）	旨在鼓励探索研究中药生物效应检测方法，完善中药质量控制体系。主要包括检测方法的选择、供试品的选择和制备、参照物的选择和标定、试验系的选择、检测指标的选择、判定标准、方法学验证、结果统计与分析评价等
48	控制近视进展药物临床研究技术指导原则（国家药监局药审中心通告 2020 年第 51 号）	旨在为控制近视进展的新化学药物和生物制品的开发提供有关临床试验设计、实施和评价的方法学指导
49	化学仿制药透皮贴剂药学研究技术指导原则（试行）（国家药监局药审中心通告 2020 年第 52 号）	为化学仿制药透皮贴剂的药学方面相关研发研究工作提供参考，重点讨论透皮贴剂在药学方面的特殊性问题，对其他药学一般性问题可参照已发布的相关指导原则执行
50	化学药品注射剂灭菌和无菌工艺研究及验证指导原则（试行）（国家药监局药审中心通告 2020 年第 53 号）	主要适用于注射剂申请上市以及上市后变更等注册申报过程中对灭菌 / 无菌工艺进行的研究和验证工作，相关仪器设备等的验证及常规再验证不包括在本指导原则的范围内
51	化学药品改良型新药临床试验技术指导原则（国家药监局药审中心通告 2020 年第 54 号）	阐述化药改良新药的临床优势，以及不同优势的化药改良新药的临床试验设计与评价原则，以期为化药改良新药临床研发提供技术指导和参考
52	抗肿瘤药联合治疗临床试验技术指导原则（国家药监局药审中心通告 2020 年第 55 号）	适用于两个或两个以上抗肿瘤新药之间的联合治疗，以及新药与标准治疗或已上市药品的联合治疗。将依据不同的联合治疗临床试验阶段阐述抗肿瘤药联合治疗的试验设计原则和获益评价，以期为抗肿瘤药联合治疗提供参考，科学有序研发

续表

序号	名称	内容简介
53	抗肿瘤创新药上市申请安全性总结资料准备技术指导原则（国家药监局药审中心通告 2020 年第 56 号）	从抗肿瘤创新药的安全性数据来源、标准化和具体撰写建议方面，针对首次递交上市申请的抗肿瘤创新药产品，在安全性资料的整理、分析和汇总方面提供建议，为申请人后续参照 ICH 相关技术指导原则准备申报资料的安全性部分内容提供参考
54	中药新药用于糖尿病肾脏疾病临床研究技术指导原则（国家药监局药审中心通告 2020 年第 57 号）	适用于针对异常蛋白尿伴或不伴有 eGFR 下降的糖尿病肾脏疾病的中药新药临床试验设计。研究者应根据其药物组方依据的中医药理论和既往人用经验，明确目标药物的治疗作用及临床试验目的，设计科学、规范且可行的临床试验方案，以评价中药新药用于糖尿病肾脏疾病的有效性和安全性
55	中药新药用于慢性便秘临床研究技术指导原则（国家药监局药审中心通告 2020 年第 57 号）	旨在为针对慢性便秘开发的中药新药的临床试验提供建议和指导。慢性便秘治疗的主要目的是缓解临床症状，提高患者生存质量。中医药治疗慢性便秘有一定的临床特色和优势
56	模型引导的药物研发技术指导原则（国家药监局药审中心通告 2020 年第 59 号）	旨在提出模型引导药物研发的一般考虑。建模与模拟技术已应用于药物研发的多个阶段，可在药物研发的多个关键决策点发挥重要作用。为引导和规范模型、引导的药物研发相关方法的合理使用
57	药物临床试验富集策略与设计指导原则（试行）（国家药监局药审中心通告 2020 年第 60 号）	阐述了常用的富集策略与设计的原理与方法、各自的优缺点，并从实际应用和监管角度说明需要考虑的关键问题
58	抗肿瘤药物临床试验统计学设计指导原则（试行）（国家药监局药审中心通告 2020 年第 61 号）	旨在针对抗肿瘤药物临床试验设计中的关键统计学技术问题，提供科学建议，为申办者开展抗肿瘤药物的临床研发提供参考
59	窄治疗指数药物生物等效性研究技术指导原则（国家药监局药审中心通告 2020 年第 62 号）	旨在为窄治疗指数药物开展以药动学参数为主要终点指标的生物等效性研究提供研究设计、统计分析、结果报告等方面的技术指导
60	群体药代动力学研究技术指导原则（国家药监局药审中心通告 2020 年第 63 号）	基于当前对群体 PK 研究的理解和认识，提供相关考虑要点和一般的科学性指导，以帮助合理开展和应用群体 PK 研究。未来随着学科的不断发展，需基于科学判断开展研究和分析

续表

序号	名称	内容简介
61	药物临床试验亚组分析指导原则（试行）（国家药监局药审中心通告2020 年第 64 号）	主要阐述了亚组的识别和定义、亚组分析的类型、一般考虑以及确证性临床试验中的亚组分析等方面的内容，旨在为申办者能够在临床试验中对亚组分析进行正确地设计、实施和评价提供指导性建议
62	药物临床试验协变量校正指导原则（国家药监局药审中心通告2020 年第 65 号）	旨在阐明确证性随机对照临床试验中协变量的处理原则，并为试验设计、统计分析、临床试验报告中如何处理和解读重要的协变量提供建议
63	药物临床试验多重性问题指导原则（试行）（国家药监局药审中心通告2020 年第 66 号）	阐述常见的多重性问题和相应的决策策略，介绍常用的多重性调整方法和多重性分析方法，旨在为确证性药物临床试验中如何控制 FWER 提供指导意见，所讨论的一般原则也适用于其他类型的临床研究
64	儿童用药（化学药品）药学开发指导原则（试行）（国家药监局药审中心通告2020 年第 67 号）	从给药途径和剂型的选择、原料药、辅料、包装系统和给药装置、患者可接受性等方面阐述儿童用药药学开发的特点，旨在为儿童用药的药学开发提供研发思路和技术指导
65	治疗脂代谢紊乱药物临床试验技术指导原则（国家药监局药审中心通告2020 年第 68 号）	旨在为治疗脂代谢紊乱药物的临床试验提供技术建议，适用于化学药品和治疗用生物制品的药物研发
66	复杂性尿路感染抗菌药物临床试验技术指导原则（国家药监局药审中心通告2020 年第 69 号）	用于复杂性尿路感染抗菌药物临床试验提供更加精准的技术指导，解决临床试验中的重点问题，规范其临床试验，保证数据完整性
67	单纯性尿路感染抗菌药物临床试验技术指导原则（国家药监局药审中心通告2020 年第 69 号）	用于单纯性尿路感染抗菌药物临床试验提供更加精准的技术指导，解决临床试验中的重点问题，规范其临床试验，保证数据完整性
68	抗菌药物临床试验微生物学实验技术指导原则（国家药监局药审中心通告2020 年第 69 号）	阐述与抗菌药物临床试验相匹配的微生物学实验的基本技术要求和管理要求，主要对药品注册申请人和临床试验研究者有关的抗菌药物临床试验微生物学实验研究提出原则性技术要求
69	抗肺结核药物临床试验技术指导原则（国家药监局药审中心通告2020 年第 69 号）	适用于在肺结核患者人群中开展的治疗用抗肺结核药物临床试验，包括由敏感和各种类型耐药的结核分枝杆菌所致的肺结核（除外结核性胸膜炎），不包括肺外结核、潜伏性结核感染、密切接触者预防、由疫苗接种引起的卡介菌病等

续表

序号	名称	内容简介
70	医院获得性细菌性肺炎 / 呼吸机相关性肺炎抗菌药物临床试验技术指导原则（国家药监局药审中心通告2020 年第 69 号）	适用于在医院获得性细菌性肺炎 / 呼吸机相关细菌性肺炎患者人群中开展的治疗用抗菌药物临床试验，包括由肺炎克雷伯菌、铜绿假单胞菌、鲍曼不动杆菌和金黄色葡萄球菌等所致的医院获得性细菌性肺炎 / 呼吸机相关细菌性肺炎
71	儿科用药临床药理学研究技术指导原则（国家药监局药审中心通告2020 年第 70 号）	旨在为儿科人群的临床药理学研究提供指导，通常需收集不同年龄段的药代动力学（PK）、药效动力学（PD）及其影响因素数据，支持最优剂量的探索与确定，支持儿科人群临床治疗方案的制定，以及安全性、有效性评估

附件 7 2020 年境外已上市临床急需新药审评审批情况

序号	药品名称（活性成分）	企业名称（持证商）	首次批准国（地区）	欧美日首次批准日期	适应症	状态	通用名
1	Elosulfase Alfa	Biomarin Pharmaceutical Inc.	美国	2014/2/14	IVA 型黏多糖贮积症	已批准	依洛硫酸酯酶 α 注射液
2	Selexipag	Actelion Pharmaceuticals Ltd	美国	2015/12/21	肺动脉高压	已批准	司来帕格片
3	Denosumab	Amgen Europe B.V.	欧盟	2010/5/26	骨转移性实体瘤，骨癌，实体瘤，巨骨细胞瘤，多发性骨髓瘤，高钙血症，类风湿性关节炎，骨质疏松症	已批准	地舒单抗注射液
4	Fingolimod HCl Oral Capsules	Novartis Pharmaceuticals Corp	美国	2010/9/21	多发性硬化症	已批准	盐酸芬戈莫德胶囊
5	Secukinumab	Novartis Pharma K.K.	日本	2014/12/26	银屑病，银屑病关节炎，强直性脊柱炎	已批准	司库奇尤单抗注射液
6	Ixekizumab	ELILILLYAND COMPANY	美国	2016/3/22	斑块状银屑病，银屑病关节炎，红皮病型银屑病，脓疱型银屑病，寻常型银屑病	已批准	依奇珠单抗注射液
7	Nusinersen	BIOGENIDECI NC	美国	2016/12/23	脊髓性肌萎缩	已批准	诺西那生钠注射液

续表

序号	药品名称（活性成分）	企业名称（持证商）	首次批准国（地区）	欧美日首次批准日期	适应症	状态	通用名
8	Guselkumab	JANSSENBIOTECH	美国	2017/7/13	红皮病型银屑病，斑块状银屑病，脓疱型银屑病，银屑病关节炎，寻常型银屑病	已批准	古塞奇尤单抗注射液
9	Shingrix Zoster Vaccine Recombinant,Adjuvanted	GlaxoSmithKline Biologicals Rue de	美国	2017/10/20	用于 50 岁及以上成人预防带状疱疹	已批准	重组带状疱疹疫苗（CHO 细胞）
10	Ledipasvir And Sofosbuvir	Gilead Sciences Inc	美国	2014/10/10	丙肝	已批准	来迪派韦索磷布韦片
11	Sofosbuvir; Velpatasvir; Voxilaprevir	Gilead Sciences Inc	美国	2017/7/18	丙肝	已批准	索磷维伏片
12	Alectinib Hydrochloride	Chugai Pharmaceutical Co., Ltd.	日本	2014/7/4	间变性淋巴瘤激酶（ALK）阳性非小细胞肺癌，非小细胞肺癌	已批准	盐酸阿来替尼胶囊
13	Pembrolizumab	Merck Sharp & Dohme Corp.	美国	2014/9/4	晚期黑色素瘤，转移性黑色素瘤，非小细胞肺癌，头颈癌，黑色素瘤	已批准	帕博利珠单抗注射液
14	Olaparib	AstraZeneca AB	欧盟	2014/12/16	晚期卵巢癌，原发性腹膜癌，输卵管癌，上皮性卵巢癌，BRCA突变的晚期卵巢癌	已批准	奥拉帕利片
15	Evolocumab	Amgen Europe B.V.	欧盟	2015/7/15	高胆固醇血症	已批准	依洛尤单抗注射液

续表

序号	药品名称 （活性成分）	企业名称 （持证商）	首次批准国 （地区）	欧美日首次批准日期	适应症	状态	通用名
16	Eculizumab	欧盟： Alexion Europe SAS; 美国： Alexion	欧盟 美国	2007/6/20	阵发性睡眠性血红蛋白尿症，非典型溶血尿毒综合征	已批准	依库珠单抗注射液
17	Teriflunomide	sanofi-aventis recherche & developpement	美国	2012/9/12	多发性硬化症	已批准	特立氟胺片
18	Palbociclib	Pfizer Inc	美国	2015/2/3	乳腺癌	已批准	哌柏西利胶囊
19	Elvitegravir, Cobicistat, Emtricitabine,And Tenofovir Alafenamide	Gilead Sciences Inc	美国	2015/11/5	艾滋病	已批准	艾考恩丙替片
20	Fabrazyme (Agalsidase Beta)	Genzyme Europe B.V.	欧盟	2001/3/8	法布雷病	已批准	注射用阿加糖酶 β
21	Erleada (apalutamide)	Janssen Biotech, Inc.	美国	2018/2/14	非转移性去势抵抗性前列腺癌	已批准	阿帕他胺片
22	Maviret (Glecaprevir/ Pibrentasvir)	AbbVie Deutschland GmbH Co. KG	欧盟	2017/7/26	丙肝	已批准	格卡瑞韦哌仑他韦片
23	BIKTARVY(bictegravir, emtricitabine,and tenofovir alafenamide) Tablets	Gilead Sciences, Inc	美国	2018/2/7	艾滋病	已批准	比克恩丙诺片
24	Tracleer 32mg dispersible tablets	Janssen-Cilag International N V	欧盟	2009/6/3	肺动脉高压	已批准	波生坦分散片
25	Radicava (Edaravone)	Mitsubishi Tanabe Pharma Corporation	日本	2015/6/1	肌萎缩侧索硬化	已批准	依达拉奉注射液

续表

序号	药品名称（活性成分）	企业名称（持证商）	首次批准国（地区）	欧美日首次批准日期	适应症	状态	通用名
26	STELARA (ustekinumab) Injection	Janssen Biotech, Inc.	美国	2016/9/23	克罗恩病	已批准	乌司奴单抗注射液
27	Brodalumab	Kyowa Hakko Kirin Co., Ltd.	日本	2016/7/4	寻常型银屑病，银屑病关节炎，红皮病型银屑病，脓疱型银屑病，斑块状银屑病	已批准	布罗利尤单抗注射液
28	Vedolizumab	Takeda Pharmaceuticals U.S.A., Inc.	美国	2014/5/20	溃疡性结肠炎，克罗恩病	已批准	注射用维得利珠单抗
29	Tafamidis	Pfizer Ltd	欧盟	2011/11/16	转甲状腺素蛋白家族性淀粉样多发性神经病，甲状腺素运载蛋白淀粉样变性	已批准	氯苯唑酸葡胺软胶囊
30	Deutetrabenazine	TEVABRANDE DPHARM	美国	2017/4/3	迟发性运动障碍，亨廷顿氏舞蹈症	已批准	氘丁苯那嗪片
31	Cenegermin (Recombinant Human Nerve Growth Factor)	Dompe farmaceutici s.p.a.	欧盟	2017/7/6	角膜炎	已批准	塞奈吉明滴眼液
32	Aldurazyme (laronidase)	BIOMARIN PH ARMACEUTIC AL INC.	美国	2003/4/30	黏多糖贮积症Ⅰ型	已批准	注射用拉罗尼酶浓溶液
33	Replagal (Agalsidase alfa)	Shire Human Genetic Therapies AB	欧盟	2001/3/8	法布雷病	已批准	阿加糖酶α注射用浓溶液
34	Revatio (Sildenafil Citrate)	Pfizer Inc.	美国	2009/11/18	肺动脉高压	已批准	枸橼酸西地那非片

续表

序号	药品名称（活性成分）	企业名称（持证商）	首次批准国（地区）	欧美日首次批准日期	适应症	状态	通用名
35	Lokelma (sodium zirconium cyclosilicate)	AstraZeneca AB	欧盟	2018/3/22	高钾血症的成年患者的治疗	已批准	环硅酸锆钠散
36	Humira (adalimumab)	AbbVie Deutschland GmbH Co. KG	欧盟	2016/6/24	非感染性中间葡萄膜炎、后葡萄膜炎和全葡萄膜炎	已批准	阿达木单抗注射液
37	DUPIXENT Injection	Regeneron Pharmaceuticals, Inc.	美国	2017/3/28	中至重度特应性皮炎	已批准	度普利尤单抗注射液
38	Eucrisa (crisaborole) Ointment	Anacor Pharmaceuticals, Inc.	美国	2016/12/14	2 岁及以上轻度至中度特应性皮炎	已批准	克立硼罗软膏
39	Crysvita (Burosumab)	Kyowa Kirin Limited	欧盟	2018/2/19	X 连锁低磷佝偻病	完成审评	布罗索尤单抗注射液
40	Velaglucerase Alfa	Shire Human Genetic Therapies Inc	美国	2010/2/26	戈谢病	在审评	—
41	ALPROLIX [Coagulation Factor IX (Recombinant), Fc Fusion Protein]	Bioverativ Therapeutics Inc	美国	2014/3/28	乙型血友病	在审评	—
42	Icatibant	Shire Orphan Therapies GmbH	欧盟	2008/7/11	遗传性血管性水肿	在审评	—
43	Careload LA (Beraprost sodium)	東レ株式会社	日本	2007/10/19	肺动脉高压	在审评	—
44	Dinutuximab	United Therapeutics Corporation	美国	2015/3/10	神经母细胞瘤	在审评	—

续表

序号	药品名称（活性成分）	企业名称（持证商）	首次批准国（地区）	欧美日首次批准日期	适应症	状态	通用名
45	Tetrabenazine	Prestwick	美国	2008/8/15	亨廷顿氏舞蹈症	在审评	—
46	Xospata (Gilteritinib fumarate)	Astellas Pharma Inc.	日本	2018/9/21	用于治疗FLT3突变阳性的复发或难治性急性髓细胞白血病	在审评	—
47	Tecfidera (dimethyl fumarate) Delayed-Release Capsules	Biogen Idec, Inc.	美国	2013/3/27	多发性硬化	在审评	—
48	Xofluza (Baloxavir marboxil)	（日本）Shionogi & Co., Ltd. 盐野义制药	日本	2018/2/23	治疗甲型和乙型流感	在审评	—
49	Siltuximab	Janssen Biotech, Inc.	美国	2014/4/23	多中心卡斯特莱曼病	待申报	—
50	Canakinumab	Novartis Pharmaceuticals Corporation	美国	2009/6/17	系统性幼年特发性关节炎，冷吡啉相关的周期性综合征，高免疫球蛋白D综合征，家族性地中海热，肿瘤坏死因子受体相关周期性综合症，关节炎	待申报	—
51	Enasidenib mesylate	CELGENECO RP	美国	2017/8/1	急性骨髓性白血病	待申报	—
52	Olaratumab	礼来	美国	2016/10/19	软组织肉瘤	待申报	—
53	Luxturna Voretigene Neparvovec	Spark Therapeutics, Inc.	美国	2017/12/19	双等位RPE65突变相关的视网膜营养不良	待申报	—

续表

序号	药品名称 （活性成分）	企业名称 （持证商）	首次 批准国 （地区）	欧美日 首次批准 日期	适应症	状态	通用名
54	Biopten Granules 10%, 2.5% (sapropterin hydrochloride)	Daiichi Sankyo Co., Ltd.	日本	2013/8/20	1. 降低因二氢喋啶合成酶和二氢喋啶还原酶缺乏导致的高苯丙氨酸血症患者的血清苯丙氨酸水平（a 型高苯丙氨酸血症） 2. 降低四氢喋啶反应性高苯丙氨酸血症患者的血清苯丙氨酸水平（BH4 反应性高苯丙氨酸血症）	待申报	—
55	NORDITROPIN (somatropin) injection	NOVO NORDISK INC	美国	1.Noonan 适应症于 2007 年批准 2.Prader-Willi 适应症于 2018 年批准	1.Noonan 综合症 2.Prader-Willi 综合症	待申报	—
56	Increlex (Mecasermin [rDNA origin]) Injection	IPSEN INC	美国	2005/8/30	儿童严重原发性胰岛素样因子 1 缺乏，生长激素受体基因缺陷，体内出现生长激素中和和抗体导致的生长不足的患儿	待申报	—
57	Elaprase (Indursulfase) Injection	Shire Human Genetic Therapies, Inc.	美国	2006/7/24	黏多糖贮积症 Ⅱ 型	待申报	—

续表

序号	药品名称（活性成分）	企业名称（持证商）	首次批准国（地区）	欧美日首次批准日期	适应症	状态	通用名
58	Galafold (Migalastat hydrochloride)	Amicus Therapeutics UK Ltd	欧盟	2016/5/25	法布雷病	待申报	—
59	Lysodren (mitotane)	HRA Pharma	美国	1970/7/8	肾上腺皮质癌	待申报	—
60	Ruconest (Recombinant human C1-inhibitor)	Pharming Group N.V.	欧盟	2010/10/28	遗传性血管性水肿	待申报	—
61	Lemtrada (Alemtuzumab)	Sanofi Belgium	欧盟	2013/9/12	多发性硬化	待申报	—
62	Vigadrone (vigabatrin)	Lundbeck Inc.	美国	2009/8/21	1 个月到 2 岁婴儿的婴儿痉挛症（IS）；与其他疗法一起用于治疗 10 岁及以上成年人和儿童的顽固性复合部分发作性癫痫（CPS）	待申报	—
63	Ponatinib	Ariad Pharmaceuticals Inc	美国	2012/12/14	慢性髓细胞性白血病，急性淋巴细胞白血病，白血病	待申报	—
64	Eliglustat	Genzyme Corp	美国	2014/8/19	戈谢病	待申报	—
65	Vismodegib	Genentech Inc	美国	2012/1/30	基底细胞癌	待申报	—
66	Apremilast	Celgene Corp	美国	2014/3/21	银屑病关节炎，银屑病	待申报	—
67	Ecallantide	Dyax Corp.	美国	2009/12/1	遗传性血管性水肿	待申报	—
68	Taliglucerase Alfa	Pfizer Inc	美国	2012/5/10	戈谢病	待申报	—

续表

序号	药品名称（活性成分）	企业名称（持证商）	首次批准国（地区）	欧美日首次批准日期	适应症	状态	通用名
69	Mipomersen Sodium	Genzyme Corp	美国	2013/1/29	纯合子家族性高胆固醇血症	待申报	—
70	Sonidegib	NovartisPharma ceuticalsCorp	美国	2015/7/24	基底细胞癌	待申报	—
71	Dinutuximab Beta	EUSA Pharma (UK) Limited	欧盟	2017/5/8	神经母细胞瘤	待申报	—
72	Vorapaxar	Merck Sharp And Dohme Corp	美国	2014/5/8	心肌梗塞，周边动脉血管疾病，血栓性心血管病	待申报	—
73	Dalfampridine	Acorda Therapeutics Inc	美国	2010/1/22	多发性硬化症	待申报	—
74	Rilonacept	Regeneron	美国	2008/2/27	冷吡啉相关的周期性综合征，穆-韦二氏综合征，家族性寒冷型自身炎症综合征，家族性乳糜微粒血症	待申报	—
75	Lomitapide	Aegerion Pharmaceuticals Inc	美国	2012/12/21	纯合子家族性高胆固醇血症，高胆固醇血症	待申报	—
76	Vestronidase Alfa-Vjbk	ULTRAGENY XPHARMINC	美国	2017/11/15	Ⅶ型黏多糖贮积症	待申报	—
77	Vernakalant Hydrochloride	Cardiome UK Limited	欧盟	2010/9/1	心房颤	待申报	—
78	Cablivi (Caplacizumab)	Ablynx NV	欧盟	2018/9/3	获得性血栓性血小板减少性紫癜（aTTP）	待申报	—

续表

序号	药品名称（活性成分）	企业名称（持证商）	首次批准国（地区）	欧美日首次批准日期	适应症	状态	通用名
79	Tibsovo (ivosidenib)	Agios Pharmaceuticals, Inc.	美国	2018/7/20	急性髓系白血病	待申报	—
80	Brineura (cerliponase alfa) Injection	BioMarin Pharmaceutical Inc.	美国	2017/4/27	晚发婴儿型神经元蜡样脂褐质沉积症（CLN2）	待申报	—
81	Verkazia (ciclosporin)	Santen OY	欧盟	2018/7/6	4岁以上儿童及青少年严重性春季角膜结膜炎（VKC）	待申报	—

注：相关信息以国家药品监督管理局、国家卫生健康委员会根据《临床急需境外新药审评审批工作程序》遴选出的临床急需境外新药名单（共三批）为准。